연속혈당측정기
고수되기

술술~ 풀리는 쉬운 당 조절법
연속혈당측정기 고수되기

초판 1쇄 발행 2020년 7월 1일   **개정 3쇄 발행** 2025년 1월 7일

지은이   삼성서울병원 당뇨병센터

집필진   김재현(삼성서울병원 내분비-대사내과 의사)
         진상만(삼성서울병원 내분비-대사내과 의사)
         심강희(삼성서울병원 당뇨병전문간호사)

감 수   허규연(삼성서울병원 내분비-대사내과 의사)
         이유빈(삼성서울병원 내분비-대사내과 의사)
         김규리(삼성서울병원 내분비-대사내과 의사)
         김선영(삼성서울병원 당뇨교육간호사)

펴낸이   문영섭
펴낸곳   도서출판 마루
교정·교열   임정은
편 집   심강희

등 록   제2013-000088호
주 소   서울시 영등포구 선유로9길 10, SKV1센터 1021호
전 화   02-6959-2034
메 일   marulink@naver.com

값 17,800원
ISBN 979-11-92285-20-7   13510

* 잘못된 책은 바꿔드립니다.
* 이 책은 저자와의 계약에 의해 도서출판 마루에서 발행합니다.
* 이 책은 저작권법에 따라 보호받는 저작물이므로 무단전제와 무단복제를 금지하며 이 책 내용의 전부
  또는 일부를 이용하려면 반드시 저작권자와 도서출판 마루의 서면동의를 받아야 합니다.

이 도서의 국립중앙도서관 출판예정도서목록(CIP)은 서지정보유통지원시스템 홈페이지(http://seoji.nl.go.kr)와
국가자료종합목록시스템(http://www.nl.go.kr/kolisnet)에서 이용하실 수 있습니다.(CIP제어번호 : CIP2020025904)

개정판

술술~ 풀리는 쉬운 **당** 조절법

연속혈당측정기 고수되기

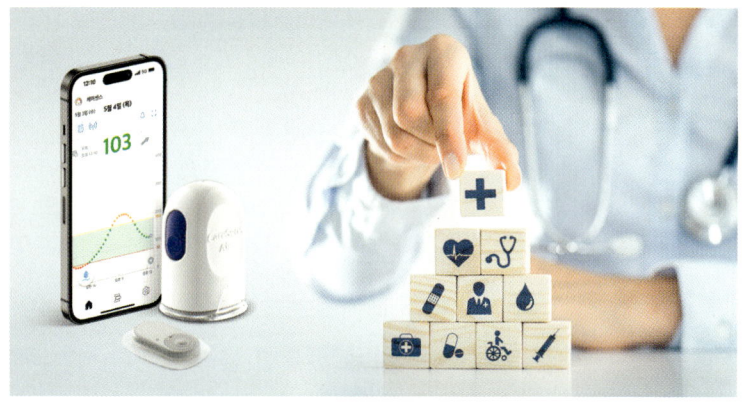

삼성서울병원 당뇨병센터 지음

머 리 글

연속혈당측정기, 인슐린 펌프, 인공췌장 알고리듬 등 새로운 기술 개발로 혈당 조절이 어려운 1형 당뇨인에서도 저절로 혈당을 완벽하게 조절해주는 인공 췌장이 개발되기를 많은 사람들이 기대하고 있습니다. 시각장애인도 마음 편하게 이용할 수 있는 완벽한 무인 주행 자동차의 개발을 기대하듯이⋯. 하지만 아직 완벽한 무인 주행 자동차가 개발되기 전에는 운전을 능숙하게 할 수 있는 운전 면허 소지자가 여러가지의 편리한 기능이 있는 하이브리드 형태의 인공지능 자동차를 사용할 수 있습니다. 즉, 만일의 사태에 스스로 방어 운전할 수 있는 운전교습이 필수입니다.

최신 기기들을 국내에서도 1형 당뇨인들이 사용할 수 있도록 2019년에는 연속혈당측정기의 센서, 인슐린 펌프 소모품이 보험이 됐으며, 2020년 1월부터 연속혈당측정기의 트랜스미터, 인슐린 펌프 기기도 보험 적용이 되었습니다. 또한 재택 의료 시범 사업으로 1형 당뇨인들이 최신 기기를 이용하여 인슐린 치료에 대한 전문가가 될 수 있는 교육 과정도 시범 사업 참여 병원에서는 보험 적용이 됩니다. 삼성서울병원 당뇨병센터에서는 2018년 인슐린 주사 치료에 대한 입문서로 "알기 쉬운 인슐린 주사법"을 출간한 이후 2019년 연속혈당측정기와 인슐린 펌프를 이용하는 1형 당뇨인들을 위한 책자로 "인슐린 펌프로 고수되기"와 "탄수화물 섭취량 알고 먹자"라는 2가지 책자를 발간한 바 있습니다. 이들 두 책자는 연속혈당측정기와 인슐린 펌프를 제대로 이용하기 원하는 당뇨인들을 위한 전문 교육 책자이며, 최

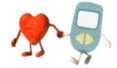

신 기기와 기술을 본인의 상황에 맞게 응용하도록 예제 중심으로 작성하였습니다.

　2020년도에 국내에 프리스타일 리브레, 덱스콤, 가디언 등의 연속혈당측정기가 시판된 이후 정확도와 편의성이 보완된 새로운 연속혈당측정기가 시판되어 좀 더 많은 분들이 관심을 갖게 되었습니다. 하지만 다회인슐린 주사를 사용하는 분들을 위한 연속혈당측정기 전문 교육 책자가 부족하여 삼성서울병원 당뇨병센터에서는 "연속혈당측정기 고수되기"를 개정 발간하게 되었습니다. 즉, 인슐린 주사 치료 입문서를 이해하고 나서 연속혈당측정기를 처음 시작하거나 좀 더 잘 사용하길 원하는 분들을 위한 내용들로 예제 중심으로 심도 있게 구성하였습니다. 본 책자를 통해 좀 더 많은 분들이 연속혈당측정기를 효과적으로 이용하여 혈당 조절에 크게 도움이 되길 바랍니다.

　연속혈당측정기를 잘 활용하신 분들은 좀 더 고급기능을 갖춘 인슐린 펌프나 인공췌장에도 관심이 생기시는 경우가 많습니다. 국내에서도 선진국처럼 전문가 수준의 1형 당뇨인들이 점점 더 많아지고, 스스로 사용하는 인공췌장 Open APS(Do It Yourself)나 조만간 국내에서도 상용화 될 "하이브리드 인공췌장' 사용에 이 책자들이 큰 도움이 되길 기대합니다.

　　　　　　　　　　　　　　　　　　　삼성서울병원 당뇨병센터 김재현 교수

차 례

똑똑한 연속혈당측정기 활용법 소개글 …… 4

Chapter 1
연속혈당측정기의 이해

1. 연속혈당측정기(CGM)란? …… 12
2. 연속혈당측정기의 세 가지 구성 요소는? …… 13
3. 연속혈당측정기를 하면 좋은 점은? …… 14
4. 연속혈당측정기가 꼭 필요한 경우는? …… 15
5. 센서 삽입 부위는? …… 16
6. 연속혈당측정기 센서 삽입 방법은? …… 18
7. 궁금해요 …… 25

Chapter 2
연속혈당측정기 사용을 위해 알아야 할 것

1. 자가혈당측정이 필요한 경우 알기 …… 28
2. 연속혈당측정기의 정확도는? …… 30
3. 연속혈당측정기 수신기의 화면 구성 알기 …… 31
4. 지연 시간(Lag time) 알기 …… 36
5. 경보음 사용법 알고 활용하기 …… 38
6. 추세 화살표의 의미 알기 …… 45
7. 이벤트 기능 사용하기 …… 46
8. 점검해 보세요 …… 47

Chapter 3
연속혈당측정기 데이터 분석법

1. 혈당조절 목표 …… 50
2. AGP(Ambulatory Glucose Profile) 데이터 분석하기 …… 61
3. 혈당 패턴을 확인하기 위한 기록법 …… 65
4. AGP를 이용한 연속혈당측정기 데이터 분석 과정 …… 68
5. 점검해 보세요 …… 70

Chapter 4
식사요법과 혈당조절

1. 영양소가 혈당에 미치는 영향과 비율 알기 …… 74
    - 단순당이 혈당에 미치는 영향 알기
    - 탄수화물이 혈당에 미치는 영향 알기
    - 영양성분표시에서 탄수화물 찾기
    - 단백질이 혈당에 미치는 영향 알기
    - 지방이 혈당에 미치는 영향 알기
2. 적절한 탄수화물 섭취량은? …… 84
3. 탄수화물이 혈당을 올리는 정도는? …… 85
4. 단백질과 지방이 혈당을 올리는 정도는? …… 86
5. 궁금해요 …… 87

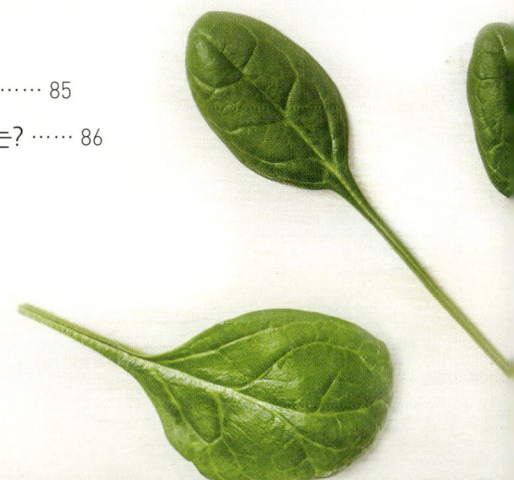

Chapter 5

운동요법과 혈당조절

1. 운동에 따른 혈당 패턴 알기 ······ 94
2. 운동 전 혈당 수치, 추세 화살표에 따른 운동 계획 ······ 95
3. 운동 중 혈당조절의 목표 ······ 97
4. 인슐린 주사를 하는 경우 운동 시 저혈당 예방법 ······ 98
5. 운동에 따른 탄수화물 요구량 ······ 99
6. 운동 전 혈당 수치 및 운동 계획에 따른 알맞은 간식량 ······ 102
7. 운동에 따른 탄수화물 섭취량, 인슐린 용량 조정 ······ 104
8. 운동 후 혈당 수치에 따른 적절한 대처 ······ 105
9. 점검해 보세요 ······ 106

Chapter 6

갑작스러운 혈당 변화

1. 스트레스 ······ 112
2. 수면 ······ 113
3. 부신피질호르몬제 ······ 115
4. 감염 및 통증 ······ 117
5. 생리 ······ 118
6. 불규칙한 스케줄 ······ 119
7. 궁금해요 ······ 120

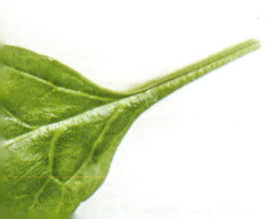

Chapter 7

다회 인슐린 치료와 연속혈당측정기

1. 왜 두 가지 종류의 인슐린을 여러 번 주사해야 하나요? …… 126
2. 장시간형 인슐린이란? …… 127
3. 장시간형 인슐린 용량 조정은? …… 128
4. 초속효성 인슐린이란? …… 134
5. 초속효성 인슐린 용량 조정은? …… 135
   1. 초속효성 기준 용량 찾기
   2. 교정 용량 찾기
   3. 추세 화살표를 이용한 교정 용량 적용하기
6. 점검해 보세요 …… 163

Chapter 8

궁금해요

- 연속혈당측정기 혈당 패턴 사례 …… 170
- Q & A …… 174

부록

1. 연속혈당측정기 보험급여 안내 …… 184
2. 1형 당뇨병 재택 시범사업이란? …… 189
3. 혈당에 영향을 주는 요인들 …… 190
4. 연속혈당측정기 당뇨수첩 …… 197
5. 연속혈당측정기 보고서 권장 목표 수치 …… 199

연속혈당측정기는 언제 어디서나 혈당 수치와 24시간 혈당 패턴을 볼 수 있고 혈당 변화 속도와 방향을 보여주는 추세 화살표, 알람 기능 등이 있어 교육을 받고 활용하면 당뇨병 관리에 큰 도움이 될 것입니다.

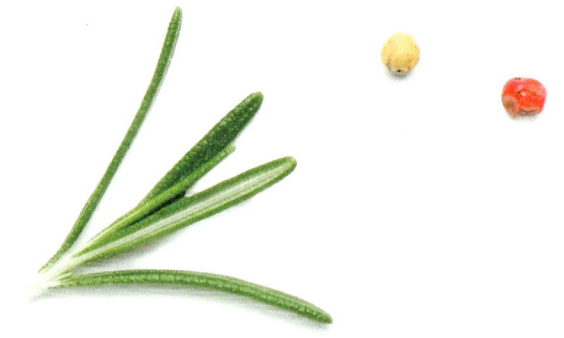

Chapter 1

연속혈당측정기의 이해

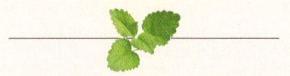

1. 연속혈당측정기(CGM)란?

2. 연속혈당측정기의 세 가지 구성 요소는?

3. 연속혈당측정기를 하면 좋은 점은?

4. 연속혈당측정기가 꼭 필요한 경우는?

5. 센서 삽입 부위는?

6. 연속혈당측정기 센서 삽입 방법은?

7. 궁금해요

연속혈당측정기(CGM)란?

연속혈당측정기는 채혈없이, 피부 아래에 삽입한 센서를 통해 세포 간질액에서 포도당 농도를 5분마다 하루에 288회 측정하여 스마트폰의 전용 앱 또는 수신기에 혈당값을 보여주는 기기입니다.

자가혈당측정기는 손끝에서 채혈하여 혈액 속의 포도당 수치를 측정하고, 연속혈당측정기는 센서를 통해 세포 간질액 속의 포도당 수치를 측정합니다. 포도당은 혈액과 세포 간질액 사이를 이동하는데 혈액으로 먼저 갔다가, 세포 간질액으로 들어가기 때문에 연속혈당측정기는 실제의 혈당값보다 5~15분 지연된 혈당 수치 변화를 보일 수 있습니다. 사용 목적에 따라서 실시간 혈당 데이터를 볼 수 있는 개인용과 후향적으로 기기 제거 후 혈당 패턴을 분석하기 위한 전문가용으로 나누며 본 책에서는 개인용 연속혈당측정기에 대한 내용을 다룰 것입니다.

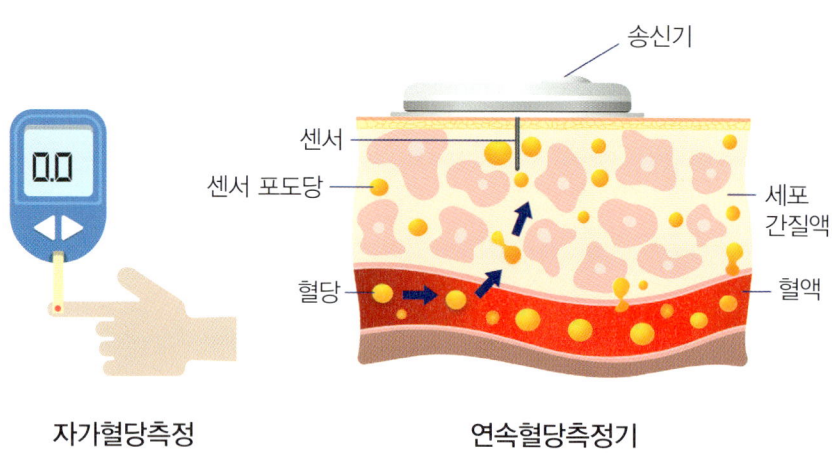

자가혈당측정 　　　연속혈당측정기

연속혈당측정기의 세 가지 구성 요소는?

연속혈당측정기는 다음과 같이 3가지로 구성됩니다.

1. 센서(Sensor)

센서는 얇고 부드러운 선으로 되어 있으며, 삽입기를 통해 피하에 삽입합니다. 센서는 세포 간질액의 포도당에 반응하여 혈당을 측정합니다.

2. 송신기=트랜스미터(Transmitter)

센서로부터 얻은 혈당 정보를 수신기로 전송합니다. 메드트로닉사의 가디언4 시스템만 송신기가 필요하며, 배터리 재충전 형태로 1년 이상 사용이 가능합니다.

3. 수신기=리시버(Receiver)

혈당에 대한 정보(혈당 수치, 추세선, 추세 화살표)를 보여줍니다. 별도의 휴대용 장치 또는 스마트폰을 이용합니다. 스마트폰을 사용할 경우에는 제조업체에서 제공하는 앱을 설치한 후 블루투스 신호를 통해 수신합니다.

연속혈당측정기를 하면 좋은 점은?

- 혈당 변화 파악이 용이하여 적절한 교육을 받고 활용하면
- ☑ 당화혈색소를 개선할 수 있습니다.
- ☑ 혈당을 목표 범위(70~180 mg/dL) 내로 조절하는 시간을 더 많이 늘릴 수 있습니다.
- ☑ 혈당의 변동성을 줄일 수 있습니다.
- ☑ 저혈당 및 고혈당의 발생 빈도와 노출 시간을 줄일 수 있습니다.
- ☑ 추세 화살표와 경보음을 통해 저혈당과 고혈당을 신속하게 대처할 수 있습니다.
- ☑ 보호자 또는 의료진이 원격으로 혈당 수치를 함께 볼 수 있어 위급한 상황에 도움을 받을 수 있습니다.
- ☑ 삶의 질이 개선됩니다.
- ☑ 보정이 필요 없는 제품은 손가락 채혈을 할 필요가 없습니다.

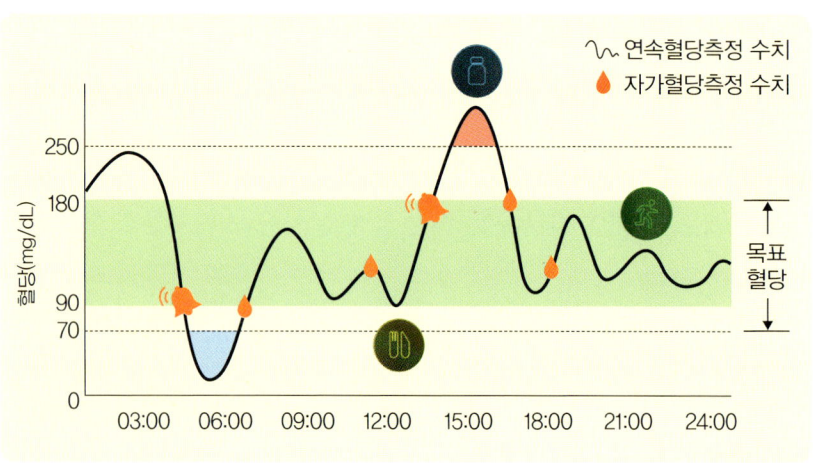

연속혈당측정기가 꼭 필요한 경우는?

연속혈당측정기는 일반적으로 1형 당뇨인에게 권하지만, 2형 당뇨인에서도 인슐린 주사를 맞고 있는 성인 중 특히, 다음과 같은 당뇨인들에게 더욱 필요합니다.

- 다회 인슐린 주사 또는 인슐린 펌프를 하면서 당화혈색소가 목표에 도달하지 못하는 경우
- 저혈당 무감지증이 있는 경우
- 저혈당에 대한 극도의 두려움이 있는 경우
- 당뇨병성 위마비가 있는 경우
- 하루에 10회 이상 혈당검사를 함에도 불구하고 당화혈색소가 목표에 도달하지 못하는 경우
- 저혈당 없이 당화혈색소를 목표 범위 내로 유지하고 싶은 경우
- 격렬한 운동을 자주하는 경우
- 저혈당을 반드시 피해야 하는 고위험군 직업에 종사하는 경우
  예: 운전 기사
- 만성신부전이 있는 경우(당뇨병성 위마비, 저혈당 위험도 증가)

센서 삽입 부위는?

센서는 근육과 피부층이 아닌 피하지방에 삽입해야 합니다. 센서를 삽입하는 부위는 피하지방이 많은 복부, 엉덩이 윗부분, 팔 상부 뒤쪽입니다. 성인은 복부를 주로 사용하고, 소아와 어린이는 복부와 엉덩이 위쪽을 사용합니다. 어린 아이나 운동선수를 포함해 마른 사람들은 엉덩이 윗부분이 가장 적합합니다.

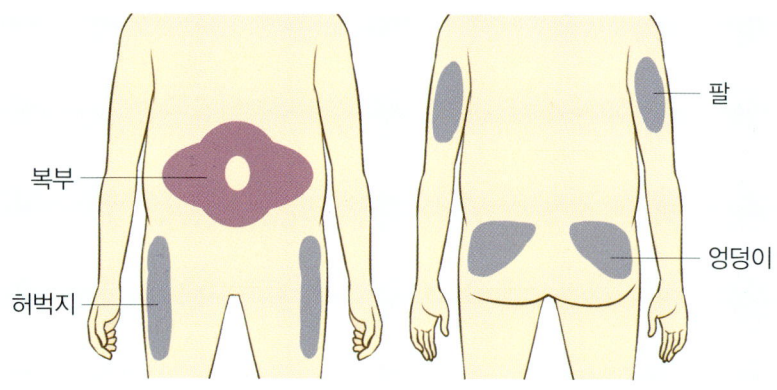

! **주의**

배꼽 반경 5 cm 이내 부위, 인슐린 주사 부위로 부터 2.5 cm 이내 부위는 피합니다.

센서 삽입 부위는?

센서는 이전 삽입 부위에서 최소 2.5 cm 이상 떨어져 3~5 cm 간격을 두고 삽입해야 합니다. 인슐린 펌프와는 달리 삽입 부위에 감염과 염증은 거의 없지만 삽입 부위를 청결하고 건조하게 유지해야 하며, 피부 표면과 피하조직의 치유가 이루어지도록 삽입 부위를 변경하는 것이 좋습니다.

  센서 삽입 부위는 다음과 같이 순번을 정하여 일정하게 순환하여 삽입합니다.

복부 삽입 부위 순환의 예

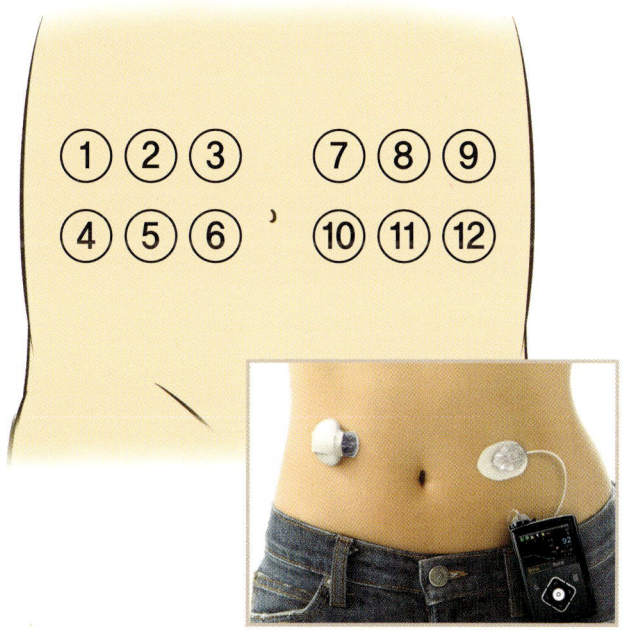

연속혈당측정기 센서 삽입 방법은?

설명서에 권장된 적절한 삽입 절차와 각도 대로 센서 삽입기를 사용하여 순간적으로 통증 없이 삽입할 수 있습니다. 연속혈당측정기 마다 센서 삽입기가 다르기 때문에 센서 삽입 방법은 각각의 제품 설명서를 참고하도록 합니다. 센서가 삽입된 피하지방층은 다른 조직보다 신경이 적으므로 통증과 불편감은 거의 없습니다.

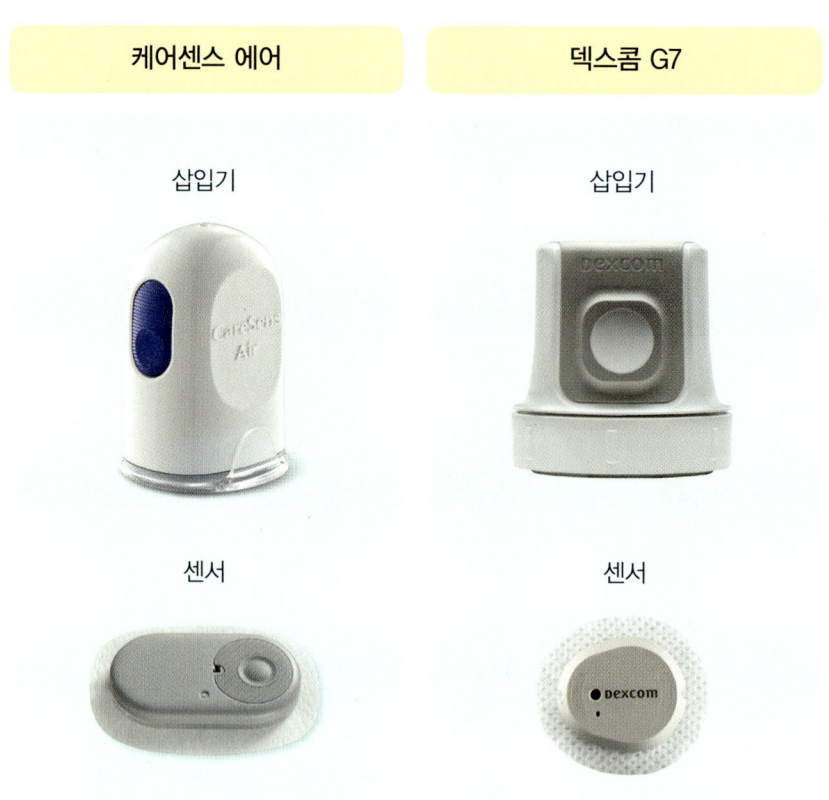

연속혈당측정기 센서 삽입 방법은?

가디언 4	프리스타일 리브레 2	프리스타일 리브레 3
삽입기	삽입기	삽입기
송신기 및 센서	센서	센서
센서		

연속혈당측정기 센서 삽입 방법은?

1 센서 삽입 시 주의점

- 흉터, 굳은살, 상처, 반흔, 털, 문신, 뼈 부위는 피합니다.
- 센서에 마찰을 줄 수 있는 부위, 닿는 부위는 피합니다.
  예: 허리 벨트 부위, 안전 벨트 부위, 타이트한 옷을 입는 부위 등
- 센서 교체 시에는 삽입 부위를 알코올 솜으로 소독하여 청결하게 하여 감염을 예방하고, 피부에 수분과 유분을 없애 접착이 잘 될 수 있도록 합니다.
- 피부가 예민하거나 알레르기 반응이 있는 경우 보호제를 사용할 수 있으며, 사용한 후에는 완전히 건조시킨 후 센서를 삽입합니다.
- 샤워 후에 바로 피부에 보습제를 발라주어 건조하지 않게 유지합니다.
- 센서 주변에서 출혈이 있으면 3분 정도 소독 거즈로 눌러주고, 여전히 출혈이 계속되면 센서를 제거하고 지혈합니다.
- 취침 전에는 센서의 위치를 교체하지 않도록 합니다. 센서 교체 후 2~3시간 후에 센서가 제대로 작동하는지 확인할 수 없는 경우에도 교체하지 않도록 합니다.
- 모든 센서 부착 테이프와 오버 테이프는 붙이고 난 후 눌러주는 것이 부착에 도움이 됩니다.
- 피부에 털이 많은 경우는 가급적 제모 후 부착합니다.

연속혈당측정기 센서 삽입 방법은?

2 센서 착용 시 주의점

센서를 잘 밀착시키고, 염증이나 불편감을 예방하기 위해 센서 삽입 부위를 적절하게 관리하는 것은 센서 성능과 시스템 만족도에 있어서 중요한 역할을 합니다. 센서 착용 시 주의점은 다음과 같습니다.

- 센서가 물체와 부딪히거나 끼지 않도록 합니다.
  예: 자동차 문짝, 가구, 사람, 애완동물, 딱딱한 물체 등
- 센서 주변의 접착제를 만지거나 긁거나 잡아당기는 일은 피하도록 합니다.
- 옷을 입는 동안 옷에 센서가 부딪히거나 끼지 않도록 주의합니다. 팔에 꽉 끼는 옷은 센서가 벗겨질 수 있으므로 피합니다.
- 제품마다 차이가 있지만 방수기능이 있으므로 샤워, 목욕, 수영 중에도 착용 가능하지만 고온의 탕이나 사우나는 피해야 합니다.
- 센서가 떨어질 정도로 부딪힘이 있는 스포츠나 고강도 운동을 할 경우에는 추가로 테이프 또는 밴드를 사용하여 센서가 떨어지지 않도록 합니다.
- 센서 삽입 부위에 다음 같은 증상이 있으면 센서를 제거하고 병원에 연락합니다.
  예: 압통, 쓰라림, 발적, 가려움증, 딱딱함, 염증, 고름, 심한 악취

연속혈당측정기 센서 삽입 방법은?

3 센서 삽입 부위 피부관리 용품

연속혈당측정기 센서의 접착제에 알레르기가 있거나 자극이 있는 경우, 피부관리에 도움을 줄 수 있는 여러 종류의 제품이 있습니다.

■ 피부관리에 도움을 줄 수 있는 제품들

- **콘바텍 피부 보호 필름(Convacare)**

  센서가 부착되는 주변 부위를 코팅함으로써 테이프의 알레르기 반응을 줄여 줌

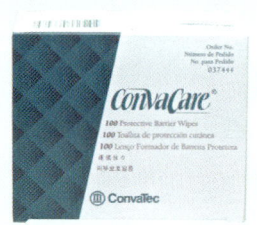

- **피부 코팅제 카빌론(Cavilon)**

  피부 표면에 액체막을 형성해 테이프의 알레르기 반응을 줄여 줌

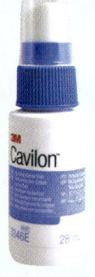

- **브라바(Brava) 리무버 스프레이**

  접착 테이프 가장자리에 뿌린 후 몇 초간 기다렸다 제거 (통증없이 테이프 제거에 도움)

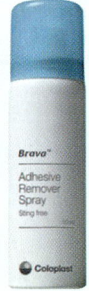

연속혈당측정기 센서 삽입 방법은?

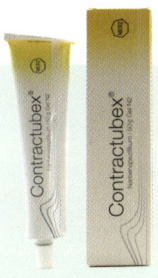

- **콘투락투벡스(Contractubex®)**
  센서 바늘 자국 및 흉터 완화

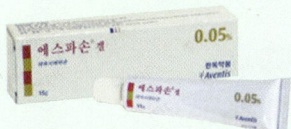

- **에스파손 겔**
  스테로이드 크림으로 염증 및 가려움증 제거에 유용(단! 의사 처방이 필요함)

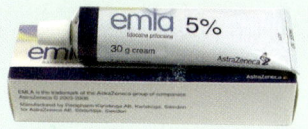

- **엠라 마취 연고(Emla Cream)**
  센서 삽입 시 통증 없애줌(단! 의사 처방이 필요함)

> 스테로이드 크림과 스프레이는 염증과 발진 제거에 유용하지만 오랫동안 사용하면 피부가 얇아지고 사용 부위가 연약해 질 수 있으므로 매번 사용하는 것은 주의합니다. 항히스타민 스프레이 제품은 피부를 진정시키는 데 유용할 수 있습니다.

연속혈당측정기 센서 삽입 방법은?

■ 방수 테이프 및 기타 제품들

- 테가덤 방수 필름(Tegaderm Film)

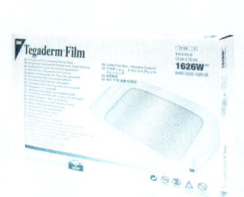

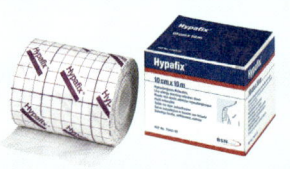

- 하이퍼픽스 테이프(Hypafixtape)

  : 3M 보다 피부 트러블이 적어 예민한 피부에 사용 가능

- 락테이프 H20(RockTape H20)

  : 피부 알레르기 시 대체 할 수 있는 방수 테이프

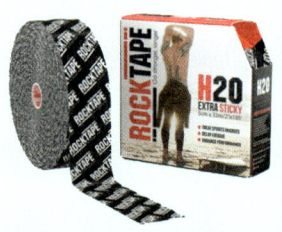

- 키네시올로지 테이프(Kinesiology tape)

  : 근육 테이프의 일종, 센서 부위 접착력이 약해지면 가운데 부분을 잘라내어 고정 용도로 사용가능

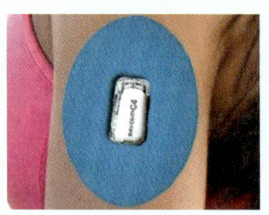
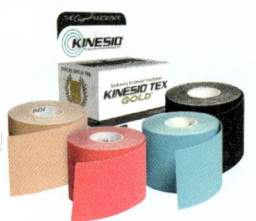

궁금해요

Q 자기공명촬영(MRI), 컴퓨터 단층촬영(CT), 흉부 엑스레이(X-ray) 검사 시 연속혈당측정기는 사용할 수 있나요?

A 만약 자기공명촬영(MRI), 컴퓨터 단층촬영(CT), 흉부 엑스레이(X-ray) 등 방사선이나 강한 자기장에 노출되는 촬영을 할 경우, 자기장과 열이 센서 포도당 측정값을 부정확하게 표시하거나 경보를 차단할 수 있습니다. 그러므로 송신기와 센서를 몸에서 분리하여 검사 장소 바깥에 두고, 이후 센서는 교체해야 합니다.

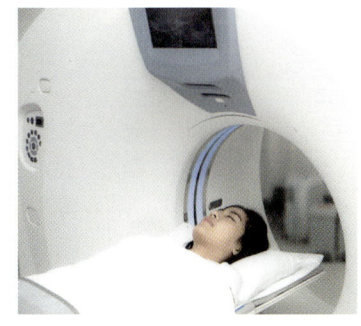

Q 공항 보안 검색대를 통과할 경우는 어떻게 하나요?

A 전신 촬영 스캐너는 흉부 엑스레이(X-ray)방식입니다. 만약 전신 촬영 스캐너를 통과하는 경우, 촬영 전에 센서와 송신기를 몸에서 분리해야 합니다. 기기를 분리하는 것을 피하고 싶을 경우, 엑스레이를 사용하지 않는 다른 보안 절차를 요청하는 것이 좋습니다. 연속혈당측정기는 금속 탐지기나 공항 보안 검색 대에서 사용하는 막대 탐지기의 영향을 받지 않습니다.

연속혈당측정기를 사용하더라도 활용법을 알지 못하면 생각보다 도움이 되지 못할 수 있습니다. 연속혈당측정기의 기능과 효과적인 활용법을 익혀 혈당을 목표 범위 내로 유지해 봅시다.

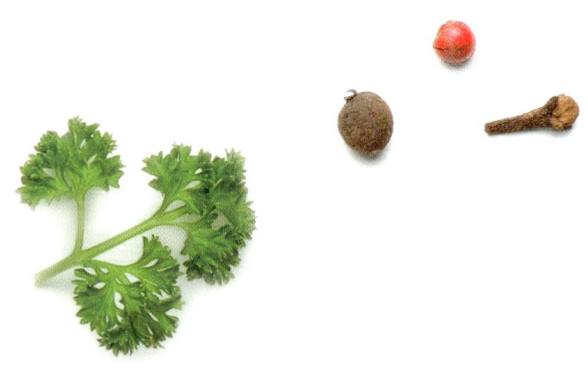

Chapter 2

연속혈당측정기 사용을 위해 알아야 할 것

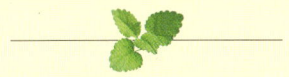

1. 자가혈당측정이 필요한 경우 알기

2. 연속혈당측정기의 정확도는?

3. 연속혈당측정기 수신기의 화면 구성 알기

4. 지연 시간(Lag time) 알기

5. 경보음 사용법 알고 활용하기

6. 추세 화살표의 의미 알기

7. 이벤트 기능 사용하기

8. 점검해 보세요

자가혈당측정이 필요한 경우 알기

자가혈당측정이 필요한 경우는?

연속혈당측정기의 혈당 수치와 증상이 다를 때

저혈당 증상이 느껴지지만 연속혈당측정기의 혈당 수치가 높은 경우

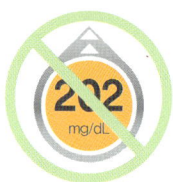

- 연속혈당측정기 혈당 수치가 높고, 추세선 화살표가 급격히 상승추세(추세 화살표 ↑↑, ↑↑↑)인 경우
- 교정 인슐린 투여 2시간 후에도 높은 경우
- 저혈당 치료 15분 후
- 운전 전 급격히 하강추세(추세 화살표 ↓↓, ↓↓↓)인 경우

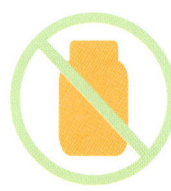

아세트아미노펜(타이레놀)을 복용하는 경우

가디언 4 시스템은 실제 혈당 수치 보다 높게 나올 수 있습니다. 약의 용량에 대해 반응하는 정도는 개인차가 있습니다.

비타민 C 제재(500 mg 이상)를 복용 또는 주사하는 경우

리브레는 실제 혈당수치보다 높게 나올 수 있습니다.

살리실산(예: 아스피린 제재(650 mg 이상)을 복용하는 경우)

리브레는 실제보다 낮게 나올 수 있습니다.

하이드록시유리아(항암제)를 사용하는 경우

덱스콤, 가디언 4는 실제 혈당 수치 보다 높게 나올 수 있습니다.

자가혈당측정이 필요한 경우 알기

정확한 자가혈당측정법

- 채혈 전 손을 깨끗이 씻은 후 채혈합니다.

  먼지, 기름기, 음식 잔여물은 혈당 수치에 상당한 영향을 미치기 때문입니다.

- 알코올 솜으로 소독 시에는 완전히 마른 후 채혈합니다.

  알코올이 덜 마른 상태에서 채혈하면 혈당 수치가 낮게 나올 수 있습니다.

- 검사지 유효기간을 확인합니다.

  유효기간이 지난 검사지는 결과가 정확하지 않거나 측정이 안됩니다. 통에 들어있는 검사지는 개봉 후 3개월 안에 사용해야 정확합니다.

- 검사지 보관 상태를 확인합니다.

  습기, 냉기, 온기(더위)는 검사지를 변질시키므로 실온에 보관합니다. 또한 검사지를 꺼낸 후 즉시 보관 통의 뚜껑을 완전히 닫아 밀폐 상태를 유지합니다.

연속혈당측정기의 정확도는?

연속혈당측정기의 정확도는 MARD(Mean average relative deviation)로 확인합니다. MARD의 의미는 연속혈당측정기와 혈당 측정기가 검사실에서 혈액으로 측정한 실제의 혈당값과 얼마나 다른 지를 나타냅니다. 따라서 숫자가 낮을수록 정확한 기기입니다.

정확한 자가혈당측정기는 MARD 값이 약 5~10 %입니다. 최근의 연속혈당측정기 기기들의 MARD 값은 대부분 10 % 미만입니다. 연속혈당측정기의 혈당값이 자가혈당측정 혈당값과 20~30 mg/dL 이내의 차이를 유지하는 지 확인하도록 합니다(p.47 참고).

연속혈당측정기의 정확도에 차이가 발생하는 경우

다음과 같은 경우에는 정확도에 차이가 있을 수 있으므로 주의합니다.
- 일반적으로 센서를 사용하기 시작한 첫 날은 정확도가 떨어집니다.
- 센서가 헐겁게 붙어 있거나, 사용 기한이 다 되어 가는 경우도 정확도가 떨어집니다.
- 취침 시에 센서가 눌려 있는 경우에도 혈당 수치가 실제보다 낮게 나올 수 있습니다.
- 상황에 따라 차이가 있을 수 있습니다.
  예: 운동 중, 식사 중

연속혈당측정기 수신기의 화면 구성 알기

애플리케이션(앱)을 스마트폰에 설치합니다. 앱을 처음 실행하는 경우에는 계정에 로그인 하고 블루투스 기능 또는 근거리 무선 통신(NFC) 기능을 활성화 합니다. 로그인 후에, 다음 사항에 대해 차례대로 설정합니다.

❶ 송신기 페어링
❷ 탄수화물 섭취량 단위 선택
❸ 경고 메시지 확인 및 동의
❹ 센서 시작
❺ 경보 설정
 - 상한 경보, 하한 경보, 속도 경보, 스누즈 시간, 교정 미리 알림, 소리 설정 등
 - 속도 경보
 - 스누즈 시간
 - 교정 미리 알림
 - 소리 설정

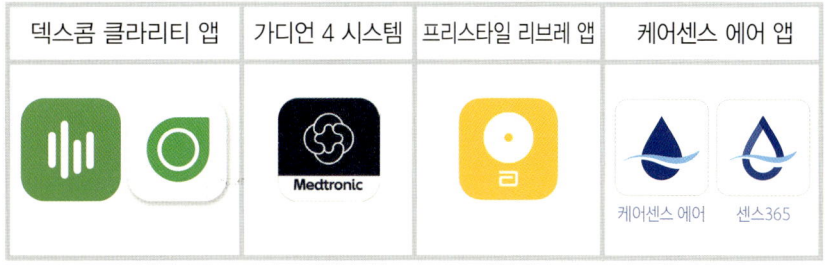

연속혈당측정기 수신기의 화면 구성 알기

 케어센스 에어 화면

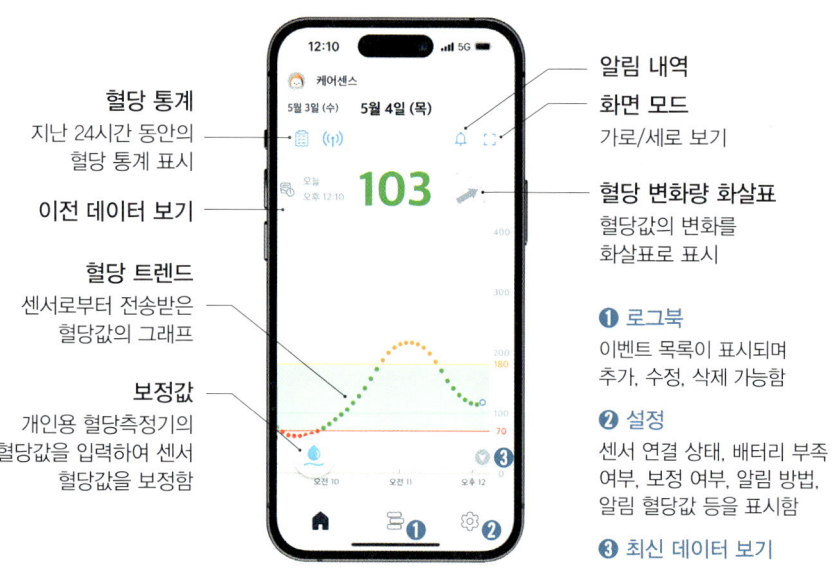

혈당 통계
지난 24시간 동안의
혈당 통계 표시

이전 데이터 보기

혈당 트렌드
센서로부터 전송받은
혈당값의 그래프

보정값
개인용 혈당측정기의
혈당값을 입력하여 센서
혈당값을 보정함

알림 내역

화면 모드
가로/세로 보기

혈당 변화량 화살표
혈당값의 변화를
화살표로 표시

❶ **로그북**
이벤트 목록이 표시되며
추가, 수정, 삭제 가능함

❷ **설정**
센서 연결 상태, 배터리 부족
여부, 보정 여부, 알림 방법,
알림 혈당값 등을 표시함

❸ **최신 데이터 보기**

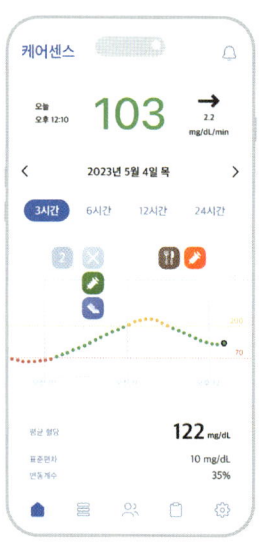 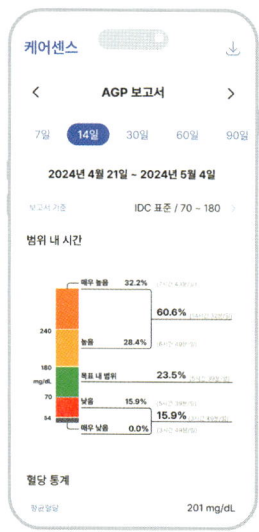

연속혈당측정기 수신기의 화면 구성 알기

덱스콤 화면

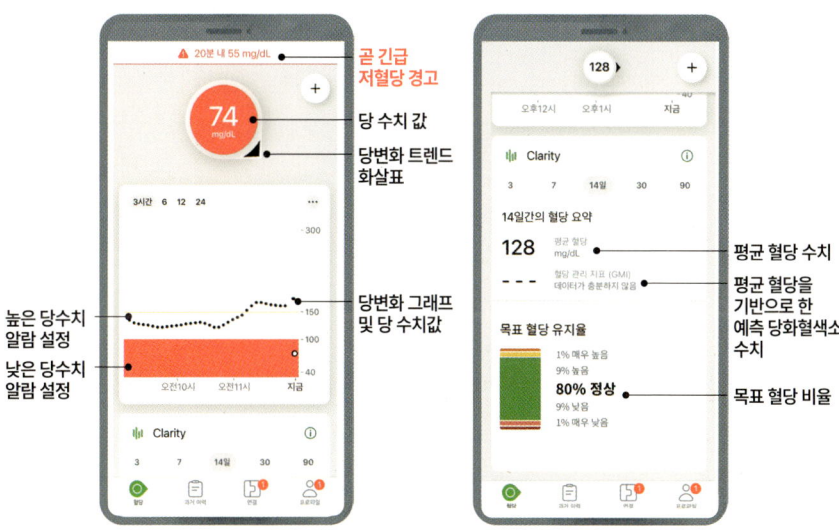

- 곧 긴급 저혈당 경고
- 당 수치 값
- 당변화 트렌드 화살표
- 당변화 그래프 및 당 수치값
- 높은 당수치 알람 설정
- 낮은 당수치 알람 설정
- 평균 혈당 수치
- 평균 혈당을 기반으로 한 예측 당화혈색소 수치
- 목표 혈당 비율

❋ 클라리티 요약 보고서를 통해 시간 경과에 따른 혈당 변화 확인 가능

손가락으로 그래프를 드래그하면 좌측상단에서 5분마다 변화된 당수치 확인 가능
(예: 150 → 140 → 130mg/dL...)

스마트 장치를 가로로 돌리고 화면 상단의 탭을 누르면 3시간, 6시간, 12시간, 24시간 그래프 확인 가능

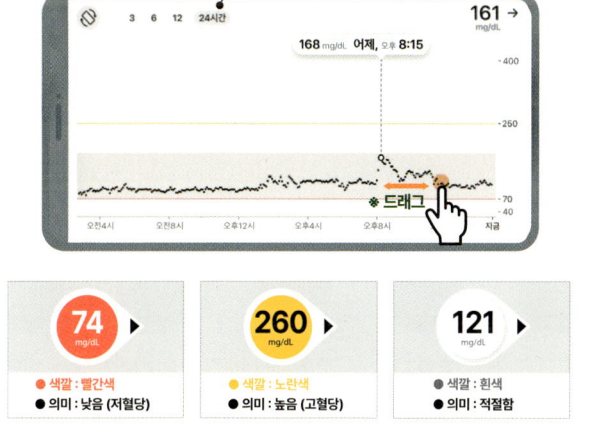

- 74 mg/dL ● 색깔: 빨간색 ● 의미: 낮음 (저혈당)
- 260 mg/dL ● 색깔: 노란색 ● 의미: 높음 (고혈당)
- 121 mg/dL ● 색깔: 흰색 ● 의미: 적절함

연속혈당측정기 수신기의 화면 구성 알기

가디언 4 화면

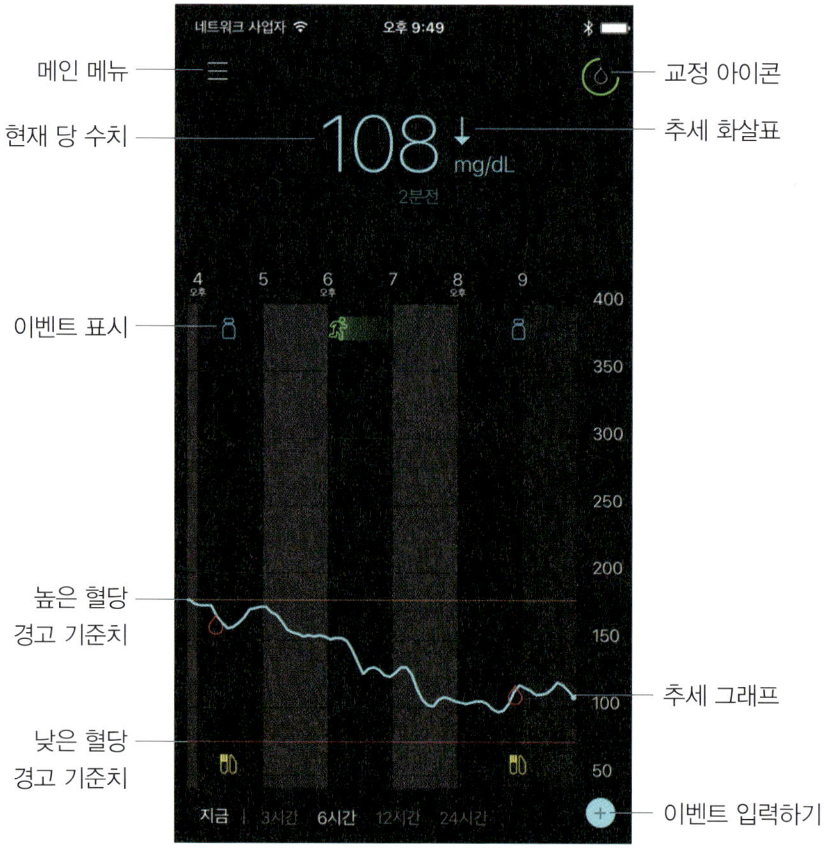

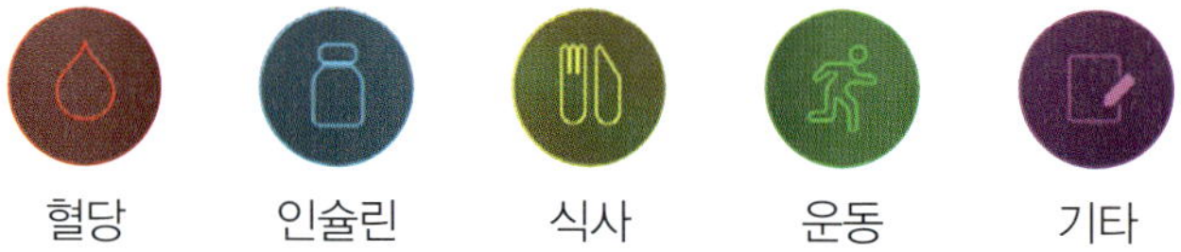

- 메인 메뉴
- 현재 당 수치
- 이벤트 표시
- 높은 혈당 경고 기준치
- 낮은 혈당 경고 기준치
- 교정 아이콘
- 추세 화살표
- 추세 그래프
- 이벤트 입력하기

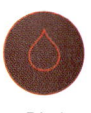 혈당
 인슐린
 식사
 운동
기타

연속혈당측정기 수신기의 화면 구성 알기

프리스타일 리브레 화면

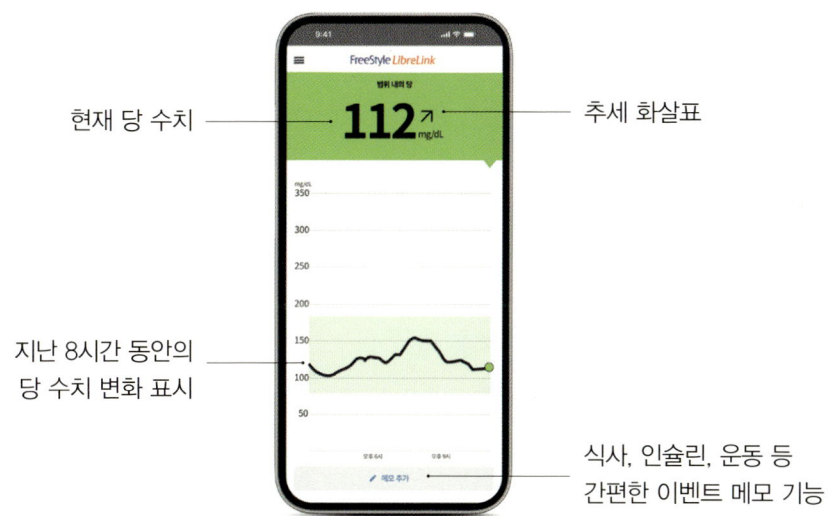

- 현재 당 수치
- 추세 화살표
- 지난 8시간 동안의 당 수치 변화 표시
- 식사, 인슐린, 운동 등 간편한 이벤트 메모 기능

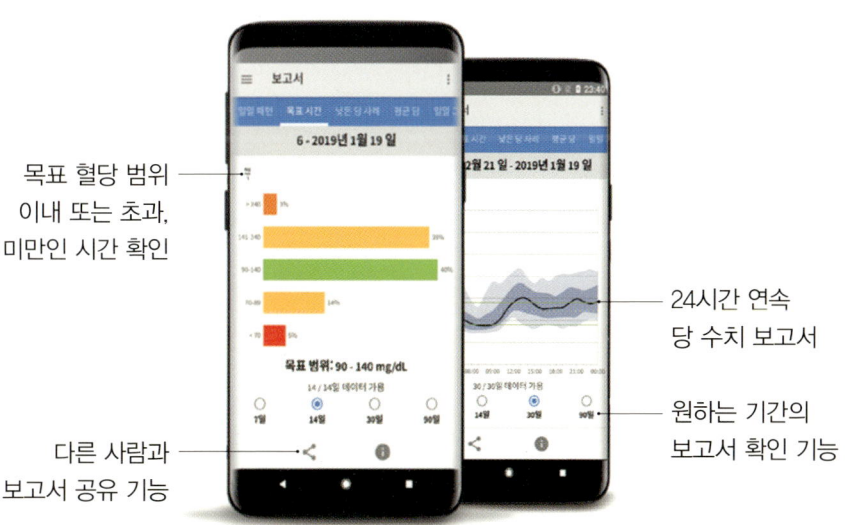

- 목표 혈당 범위 이내 또는 초과, 미만인 시간 확인
- 24시간 연속 당 수치 보고서
- 다른 사람과 보고서 공유 기능
- 원하는 기간의 보고서 확인 기능

지연 시간(lag time) 알기

연속혈당측정기의 센서는 세포 주변 간질액의 포도당을 측정하므로, 실제의 혈당값보다 5~15분 지연된 변화를 보입니다.

이는 혈액의 혈당이 간질액으로 확산되는 시간, 연속혈당측정기의 알고리즘이 혈당의 변화 방향을 추정하는 시간, 또한 실시간이 아닌 5분마다 한 번 혈당 수치를 보고하는 간격 등이 반영된 것입니다.

포도당은 혈액에 먼저 갔다가 세포 간질액으로 들어가므로 혈당이 급격히 변화할 때는 자가혈당측정기와 연속혈당측정기의 혈당 수치가 다를 수 있습니다. 특히, 식사 후, 운동하는 경우, 급격한 추세 화살표의 변화가 보이는 경우는 자가혈당측정을 통해 혈당 수치를 확인하는 것이 바람직합니다.

혈당이 일정하게 유지되는 경우(추세 화살표 ➡)

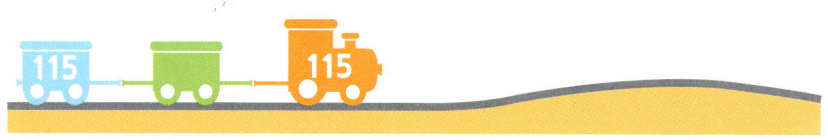

- 연속혈당측정기의 혈당 수치는 실제 혈당 수치와 차이가 없습니다.

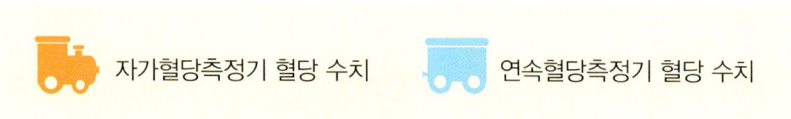

지연 시간(lag time) 알기

급격한 혈당 상승추세(추세 화살표 ↑, ↑↑)

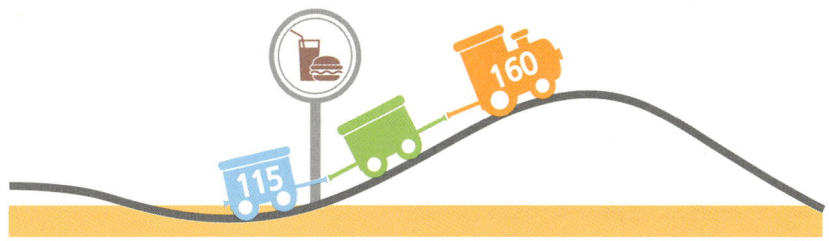

- 당지수가 높은 탄수화물을 빨리 섭취하면 혈당이 급격히 상승합니다. 혈당이 급격히 상승하는 경우는 연속혈당측정기 혈당값이 실제 혈당 수치보다 **낮을 수** 있습니다.

급격한 혈당 하락추세(추세 화살표 ↓, ↓↓)

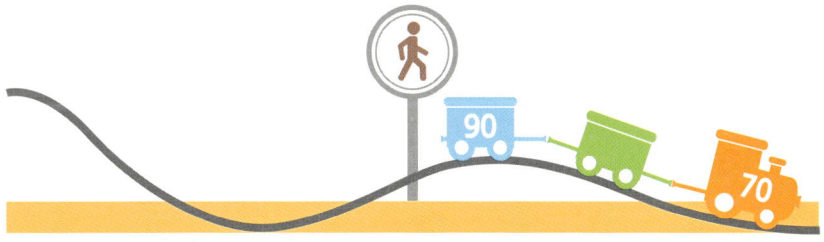

- 식후에 고강도의 운동을 하면 혈당이 빠르게 떨어질 수 있습니다. 추세선 화살표가 급격히 떨어지는 경우는 연속혈당측정기 혈당값이 실제 혈당 수치보다 **높을 수** 있습니다.

경보음 사용법 알고 활용하기

연속혈당측정기의 중요한 장점 중 하나는 혈당이 너무 높거나 낮아지기 전에 사용자가 조정할 수 있는 경보 시스템이 있다는 것입니다. 경보음을 사용하는 것은 연속혈당측정기를 시작한 몇 주간이 특히 중요합니다.

연속혈당측정기를 처음 사용하는 상태에서는 유용한 경보음이 비활성화되어 있으므로 자신의 혈당조절 목표에 맞추어 저혈당과 고혈당의 경보음을 미리 설정해야 합니다. 경보음을 불편한 것이 아닌 의미 있는 것으로 활용할 수 있도록 설정해 보세요.

경보음의 기능

- 진동(Vibrate) : 소리 대신 진동에 의해 경고를 받고 싶을 때 사용합니다.
- 소프트(Soft) : 경고를 신중히 하고 싶을 때 사용할 수 있으며, 낮은 볼륨의 신호음입니다.
- 정상(Normal) : 기본 설정입니다 .
- 주목(Attentive) : 모든 경보/경보음이 독특한 멜로디로 크게 설정됩니다.
- 저혈당 반복(HypoRepeat)
  : 심각한 저혈당에 대한 추가 경고를 원할 때 사용할 수 있습니다. 판독값이 55 mg/dL 이상으로 상승할 때까지 저혈당 경보가 반복됩니다.
- 테스트 사운드(Test Sound) : 선택한 알림에 대한 소리 테스트를 합니다.

경보음 사용법 알고 활용하기

고혈당 경보음

- 연속혈당측정기의 기본 설정에는 고혈당 경보음 기준이 높게 설정되어 있습니다. 고혈당 경보음의 기준을 변경하여 설정하지 않으면 신속하게 고혈당 상태를 파악하기 어렵습니다.

 고혈당 경보음 설정 Tip

- 고혈당 경보음의 기준을 너무 높게 설정하면 고혈당 상태로 오래 방치될 수 있습니다.
- 고혈당 경보음을 낮게 설정하면 지나치게 많은 경고음 때문에 불편할 수 있습니다.
- 고혈당 경보음 기준은 혈당조절이 개선되면 200 mg/dL, 180 mg/dL, 160 mg/dL으로 점차 낮추도록 합니다.

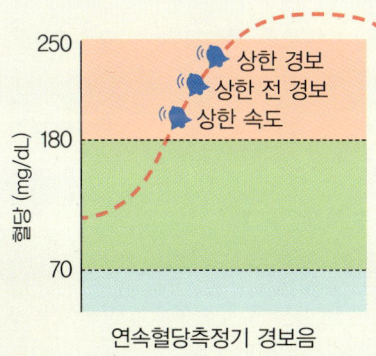

나의 고혈당 경보음 혈당 수치 : _____ mg/dL

경보음 사용법 알고 활용하기

저혈당 경보음

- 연속혈당측정기의 기본 설정에는 저혈당 경보음이 54 mg/dL으로 설정되어 있습니다. 이 설정은 수치를 더 낮게 변경하거나 중지할 수 없습니다.

 저혈당 경보음 설정 Tip

- 저혈당 경보음 기준은 일반적으로 80 mg/dL으로 하는 것이 좋습니다. 정확도 ±20 mg/dL을 고려하여 경보음이 울리는 혈당의 범위가 60~100 mg/dL이 되도록 합니다.
- 저혈당 무감지증, 고령인 경우, 신장합병증이 있는 경우에는 약간 높게 설정합니다.
- 저혈당 경보음의 기준을 너무 높게 설정하면 지나치게 많은 경보음 때문에 피곤할 수 있습니다.
- 저혈당 경보음을 너무 낮게 설정하면 위험한 수준의 저혈당을 놓칠 수 있습니다.
- 다음과 같은 경우에는 일시적으로 저혈당 경보음을 높게 설정할 수도 있습니다.
  - 저녁 늦게 추가 주사를 한 경우
  - 교정 용량으로 인한 저혈당이 걱정되는 경우
  - 활동량이 많았던 경우
  - 야간 저혈당이 걱정되는 경우

나의 저혈당 경보음 혈당 수치 : _____ mg/dL

경보음 사용법 알고 활용하기

혈당 변화 속도 경보(Rate of change alerts)

- 혈당이 빠른 속도로 변화할 때 작동합니다.

  예: 1분에 2 mg/dL 이상(즉 1시간에 120 mg/dL 이상) 상승 혹은 하강하는 경우

- 변화 속도 경보를 사용하면 다음과 같은 문제 상황을 조기에 파악하여 대처할 수 있습니다.

  – 당지수가 높은 음식 섭취한 경우
  – 식전에 초속효성 인슐린 주사하는 것을 잊어버린 경우
  – 식전에 초속효성 인슐린을 너무 많이 또는 적게 주사한 경우
  – 고강도의 운동을 한 경우
  – 고혈당을 조절하기 위해 추가로 투여한 교정 용량이 많은 경우

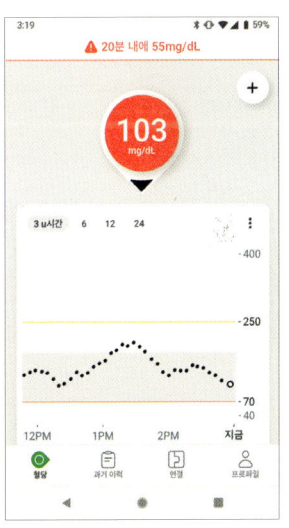

옆의 화면에서 추세 화살표(⬇⬇)는 1분당 혈당이 3 mg/dL 이상 떨어진다는 것을 의미하기 때문에 20분 후에는 혈당이 60 mg/dL 이상 떨어져 58 mg/dL 미만이 될 수 있습니다. 이는 심각한 저혈당에 빠질 위험이 크다는 것을 알려줍니다.

경보음 사용법 알고 활용하기

예측 경보 (Prediction alerts)

저혈당이나 고혈당이 발생할 것으로 예측될 때 작동합니다. 이러한 예측은 미리 정해둔 혈당의 기준과 혈당 변화의 속도에 기반합니다. 저혈당의 예측은 실제의 저혈당이 발생하기 적어도 20분 전에는 작동하여 탄수화물을 섭취할 충분한 시간을 확보하도록 합니다.

덱스콤 G7, 가디언 4 시스템은 저혈당이나 고혈당이 예상되면 울리는 상한 또는 하한 전 경보음, 상한 또는 하한 예상되기 전 시간(10분~1시간 간격으로 설정) 경보음이 있습니다.

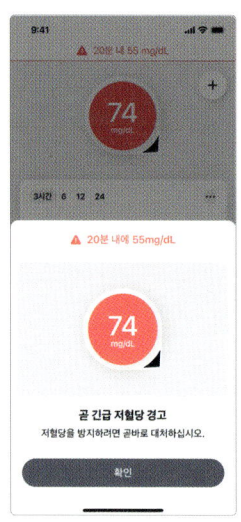 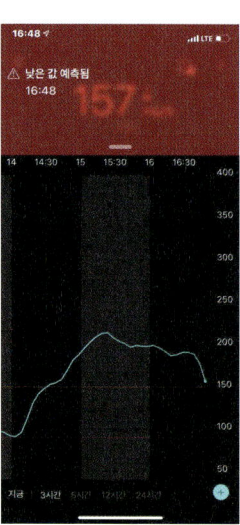

혈당이 20분 안에 심각한 저혈당(<54 mg/dL)에 빠질 위험이 있는 경우 경보음이 울립니다.

경보음 사용법 알고 활용하기

원격 경보

블루투스로 경고음을 전송할 수 있습니다. 자녀의 혈당을 부모가 원격적으로 관찰하고자 하거나, 저혈당 무감지증이 있거나, 환자가 혼자 생활하는 경우 가족이나 지인에게 블루투스로 경보음을 전송할 수 있어, 유용하게 활용할 수 있습니다. 이를 사용하기 위해서는 공유를 설정하고 앱을 다운받아야 합니다.

연속혈당측정기 공유 기능을 사용하면 스마트폰을 통해서 클라우드로 데이터가 전송되어 병원의 의료진이 컴퓨터에서 혹은 부모의 스마트폰에서 실시간 데이터를 확인할 수 있습니다. 혈당 수치의 개선에 도움을 줄 수 있는 친구나 가족, 의료진 등 다른 사람들과 나의 혈당 기록들을 공유해보세요.

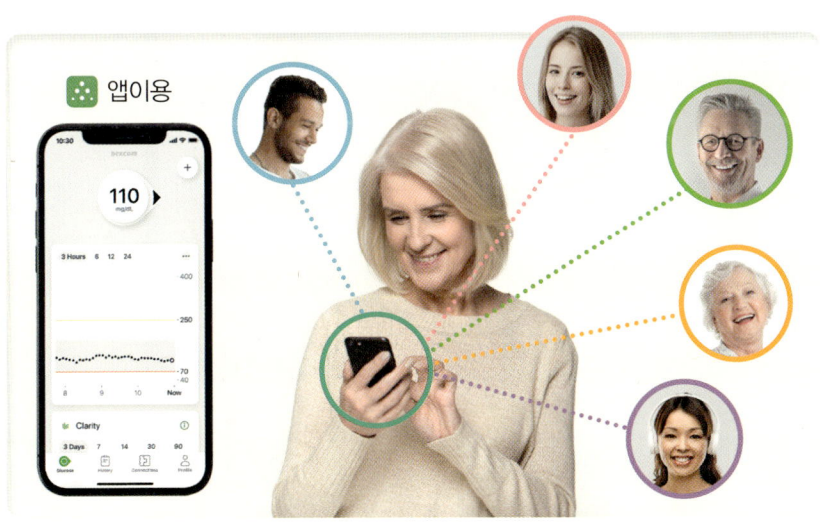

경보음 사용법 알고 활용하기

스누즈 또는 반복 경보(Snooze alerts)

혈당이 계속해서 높거나 낮을 때, 첫 경보음을 무시한 경우 다시 경보음을 작동시키는 시간 간격을 설정하는 경보음입니다. 저혈당 경보음은 15~20분 간격으로 설정하여 시끄러운 장소 혹은 취침 중 경고음을 놓치는 것에 대비하도록 합니다.

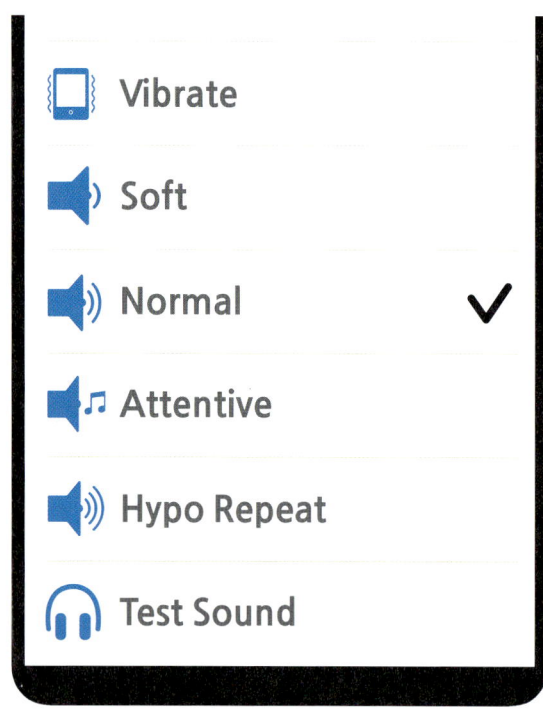

추세 화살표의 의미 알기

추세 화살표는 혈당이 얼마나 빠르게 상승 또는 하락하는지 그 속도와 방향을 보여 줍니다. 추세 화살표는 혈당 수치가 15~30분에 어떻게 변화될 지를 알려주어 저혈당과 고혈당을 미리 대처할 수 있게 해 줍니다.

리브레 2	케어센스 에어	덱스콤 G7	가디언 4	분당 혈당 변화량 15~20분 지속	30분 후 혈당 변화 예측
↑	↑	↑↑	↑↑↑	3 mg/dL 이상	약 100 mg/dL 올라감
↑	↑	↑	↑↑	2~3 mg/dL	약 75 mg/dL 올라감
↗	↗	↗	↑	1~2 mg/dL	약 50 mg/dL 올라감
→	→	→		< 1 mg/dL	일정하게 유지
↘	↘	↘	↓	1~2 mg/dL	약 50 mg/dL 내려감
↓	↓	↓	↓↓	2~3 mg/dL	약 75 mg/dL 내려감
↓	↓	↓↓	↓↓↓	3 mg/dL 이상	약 100 mg/dL 내려감

빠른 혈당 변화를 의미하는 추세 화살표(↑↑/↑↑↑, ↓↓/↓↓↓)는 고혈당 및 저혈당으로 급격하게 진행될 수 있으므로 자가혈당측정을 통해 혈당 수치를 확인합니다.

이벤트 기능 사용하기

인슐린 주사 용량, 탄수화물의 섭취량, 운동 시간과 강도, 특이사항(스트레스, 질병, 생리 등)을 이벤트에 입력합니다. 이벤트를 입력하면 고혈당 또는 저혈당이 어떤 이유 때문에 발생하였는지 알 수 있고, 의료진과 이벤트 상황을 공유하여 혈당 관리 하는데 도움을 받을 수 있습니다.

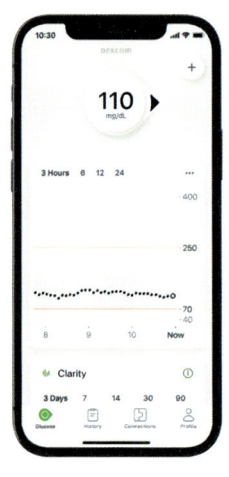

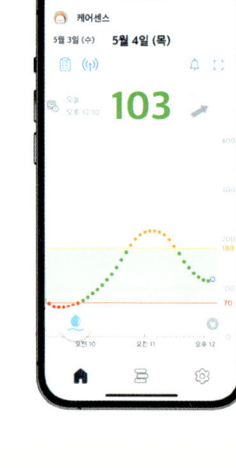

덱스콤 이벤트 아이콘

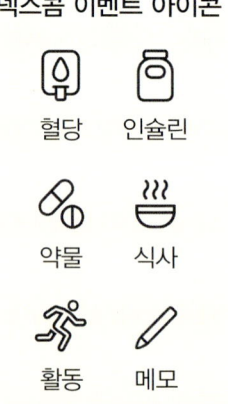

케어센스 에어 아이콘

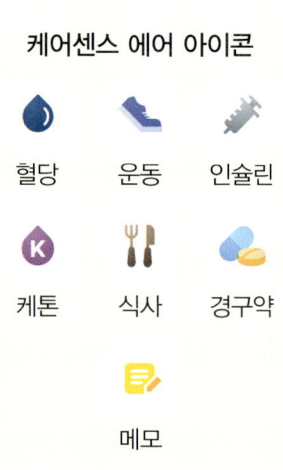

점검해 보세요

현재 사용 가능한 연속혈당측정기 비교

구분 \ 종류	케어센스 에어	덱스콤 G7	가디언 4 시스템	프리스타일 리브레 2
센서 사용 기간	15일	10.5일	7일	14일
사용 연령	19세 이상	2세 이상	4세 이상	7세 이상
구성	센서 수신기	센서 수신기	센서 수신기 송신기(1년)	센서 수신기
자료 다운로드/ 보고서 자료	센스365 (SENS365)	클라리티 (Clarity)	케어링크 (Carelink)	리브레뷰 (LibreView)
시작 시간*	2시간	30분	2시간	1시간
혈당 측정 간격	5분	5분	5분	1분
정확도 MARD (%)	9.8%	성인 　복부 : 9.1 % 　팔 : 8.2 % 소아 : 7.7 %	10.6%	성인 : 9.2 % 소아 : 9.7 %
방수	1 m/24시간	2.4 m/24시간	2.4 m/30분	1 m/30분
소프트웨어 장치 호환성	안드로이드 제품 애플사	안드로이드 제품 애플사	안드로이드 제품 애플사	안드로이드 제품 애플사

* 시작 시간 : 연속혈당측정기의 정확도가 최적화 되기 시작하는 시점입니다.

연속혈당측정기 화면과 연속혈당측정기 데이터 분석프로그램(Medtronic-CareLink, Dexcom-Clarity, Abbott-LibreView, 케어센스 365)들을 이용하면 혈당 패턴을 볼 수 있습니다. 자신에 맞는 혈당조절 목표를 세우고, 연속혈당측정기의 결과 분석법을 배워 패턴을 분석해 봅시다. 패턴 분석은 혈당을 목표 범위 내로 유지하기 위해 생활습관을 개선하고, 인슐린 용량을 조정하는데 큰 도움이 될 것입니다.

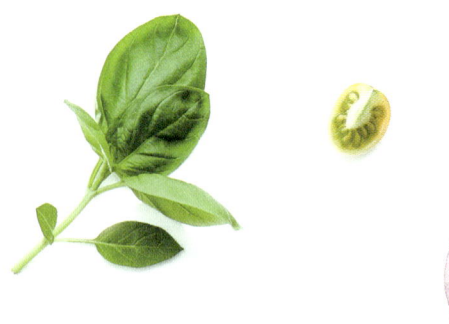

Chapter 3

연속혈당측정기 데이터 분석법

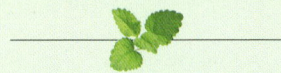

1. 혈당조절 목표
2. AGP(Ambulatory Glucose Profile) 데이터 분석하기
3. 혈당 패턴을 확인하기 위한 기록법
4. AGP를 이용한 연속혈당측정기 데이터 분석 과정
5. 점검해 보세요

혈당조절 목표

건강한 사람은 식전 혈당이 100 mg/dL 미만이고 식후 혈당도 140 mg/dL 이상 높아지는 경우가 거의 없으며, 2~3시간 이내에 식전 수준으로 되돌아 옵니다. 또한 식전과 식후의 혈당의 변동폭도 20~60 mg/dL으로 일정하게 유지됩니다.

당뇨병으로 인한 급, 만성합병증을 예방하고, 건강하게 살아가기 위해서는 혈당을 철저하게 조절해야 합니다. 혈당조절을 잘하기 위해서는 혈당조절의 지표가 되는 즉, 공복(식전) 혈당, 식후 혈당, 당화혈색소 수치의 목표를 알아야 합니다. 연속혈당측정기를 사용하는 경우에는 혈당의 목표 범위(70~180 mg/dL) 내 도달 비율의 목표도 알아야 합니다. 혈당조절의 목표는 나이, 당뇨병 유병 기간, 동반 질환, 합병증의 유무 및 진행 정도, 중증 저혈당 경험 및 저혈당 무감지증 등을 고려하여 세워야 합니다.

나에게 맞는 혈당조절 목표를 의료진과 상의하여 세우고, 연속혈당측정기로 혈당 수치가 목표 범위 내로 유지되고 있는지 점검합니다.

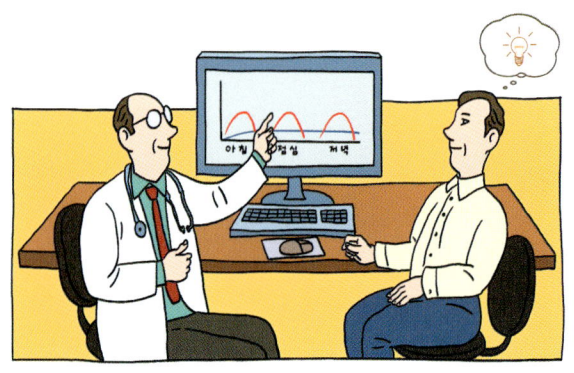

혈당조절 목표

혈당조절 목표

항 목	조절 목표
식전 혈당	80~130 mg/dL
식후 1~2시간 최고 혈당	180 mg/dL 미만
취침 전 혈당	100~140 mg/dL
당화혈색소	6.5 % 미만
목표 범위(70~180 mg/dL) 내 도달 비율 (Time In Range)	70 % 이상

- 연속혈당측정기는 식전, 식후 1~2시간 최고 혈당조절 목표 뿐만 아니라 24시간 동안 혈당이 목표 범위 내로 얼마나 유지되고 있는지, 저혈당 또는 고혈당은 어느정도 발생하였는지, 혈당의 변동폭은 어느 정도인지를 파악할 수 있어 저혈당과 고혈당을 예방하고 효과적으로 혈당을 조절할 수 있습니다.

혈당조절 목표

1 목표 범위 내 도달 비율 및 시간(TIR : Time in Range)

구 분	목표 범위	도달 비율 및 시간
1형 당뇨병 2형 당뇨병	70~180 mg/dL	**70 % 이상** 16시간 48분 이상/일
고위험군 고령	70~180 mg/dL	**50 % 이상** 12시간 이상/일
1형 당뇨병 임산부	63~140 mg/dL	**70 % 이상** 16시간 48분 이상/일
2형 당뇨병 임산부 임신 당뇨병	63~140 mg/dL	**90 % 이상*** 21시간 36분 이상/일

- 고령이나 저혈당 무감지증 등 저혈당 위험이 높은 경우에는 저혈당을 가능한 줄이기 위해 좀 더 높은 목표 혈당을 권장합니다.
- 당뇨병 임산부 또는 임신 당뇨병은 식후 최고 혈당이 140 mg/dL 초과할 때 태아에게 미치는 나쁜 영향을 고려하여 63~140 mg/dL을 혈당조절 목표 범위로 권장합니다.

* **2형 당뇨병** 임산부나 임신 당뇨병에서 목표 범위(TIR) 목표치 근거 연구가 아직 부족합니다.

혈당조절 목표

목표 범위내 도달 비율이 감소하면?

당뇨병으로 인한 합병증의 위험이 아래와 같이 증가합니다.

목표 범위(70~180 mg/dL) 내 도달 비율 10 % 감소

망막병증 64 % 증가

미세단백뇨 40 % 증가

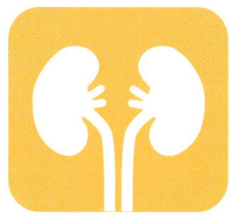

* 참고문헌 : Beck RW, Bergenstal RM, Riddlesworth TD, et al. Validation of Time in Range as an Outcome Measure for Diabetes Clinical Trials. *Diabetes Care*. 2019;42(3):400-405.

혈당조절 목표

2 저혈당 발생 비율 및 시간

구 분	저혈당 범위	도달 비율 및 시간
1형 당뇨병 2형 당뇨병	1단계 저혈당 54~69 mg/dL	**4 %** 미만, 1시간 미만/일*
	2단계 저혈당 54 mg/dL 미만	**1 % 미만**, 15분 미만/일
고위험군의 1형 당뇨병 2형 당뇨병	70 mg/dL 미만	**1 % 미만, 15분 미만/일**
1형 당뇨병 임산부	1단계 저혈당 63 mg/dL 미만	**4 %** 미만, 1시간 미만/일*
	2단계 저혈당 54 mg/dL 미만	**1 %** 미만, 15분 미만/일
2형 당뇨병 임신 당뇨병	63 mg/dL 미만	**4 %** 미만, 1시간 미만/일*

* 54mg/dL 미만의 %도 포함된 것임

- 54 mg/dL 미만의 저혈당과 빈번한 저혈당은 저혈당 무감지증을 일으키고, 저혈당 무감지증은 심각한 저혈당 위험(예: 부정맥, 인지기능 저하, 사망률)이 6배 이상 증가하므로 1 % 미만으로 유지합니다.
- 저혈당 무감지증이 있거나 심한 저혈당 과거력이 있는 고위험군은 70 mg/dL 미만의 저혈당 비율을 1 %(15분) 미만으로 유지해야 합니다. 이는 저혈당 응급 식품 섭취 후 회복될 수 있는 상태를 하루에 1회 미만으로 유지하라는 것입니다.

혈당조절 목표

3 고혈당 발생 비율 및 시간

구 분	고혈당 범위	도달 비율 및 시간
1형 당뇨병 2형 당뇨병	1단계 고혈당 181~250 mg/dL	25 % 미만, 6시간 미만/일*
	2단계 고혈당 250 mg/dL 이상	5 % 미만, 1시간 12분 미만/일
고위험군의 1형 당뇨병 2형 당뇨병	1단계 고혈당 181~250 mg/dL	50 % 미만, 12시간 미만/일*
	2단계 고혈당 250 mg/dL 이상	10 % 미만, 2시간 24분 미만/일
1형 당뇨병 임산부	140 mg/dL 이상	25 % 미만, 6시간 미만/일
2형 당뇨병 임신 당뇨병	140 mg/dL 이상	10 % 미만, 2시간 24분 미만/일*

* 250 mg/dL 이상의 %도 포함된 것임

- 제1형, 2형 당뇨병 모두 가능하면 고혈당을 최소화 해야 하지만 더욱 중요한 것은 저혈당이 오지 않도록 하는 것입니다.

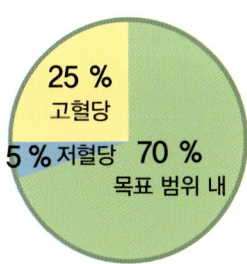

* 참고문헌 : American Diabetes Association. 14. Management of Diabetes in Pregnancy: *Standards of Medical Care in Diabetes-2019*. Diabetes Care. 2019;42(Suppl 1):S165-S172

혈당조절 목표

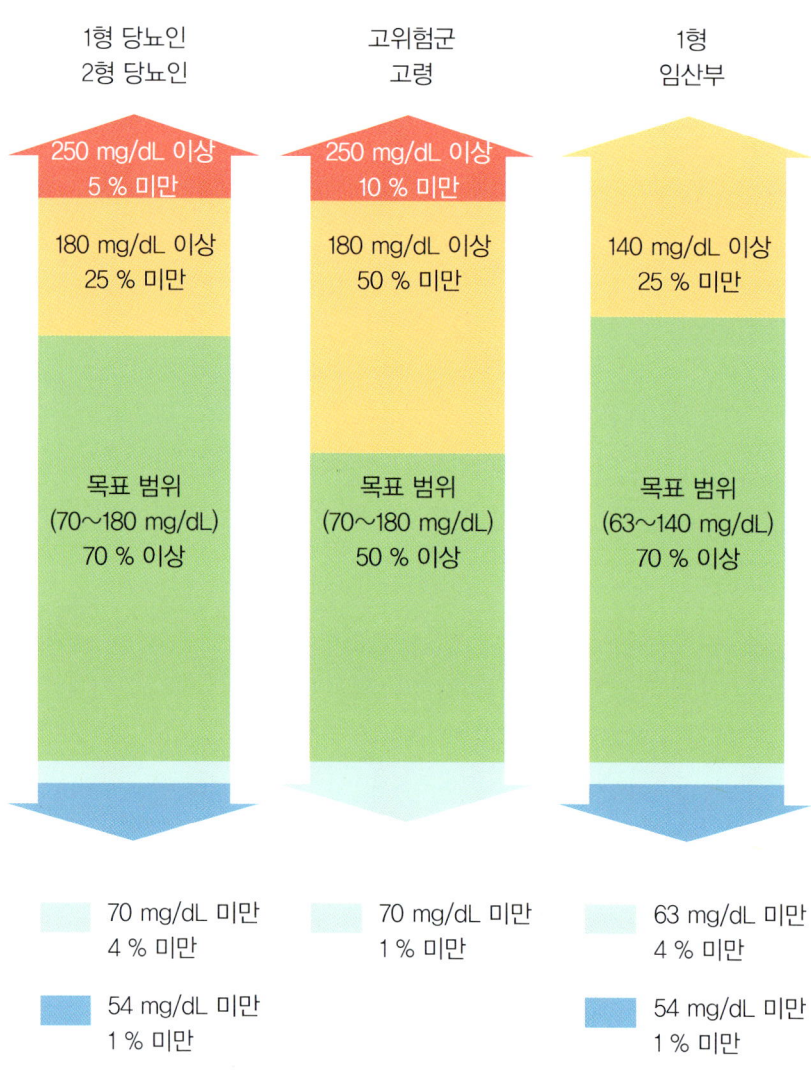

혈당조절 목표

나의 혈당조절 상태와 목표

나의 현재 목표 혈당 범위(70~180 mg/dL) 내 도달 비율, 3개월 후 목표를 적어보세요. 3개월 후 목표에 도달하였는지 점검해 보세요.

	혈당 영역	현재 상태	3개월 후 목표
2단계 고혈당	250 mg/dL 이상	%	%
1단계 고혈당	180 mg/dL 이상	%	%
목표 범위 내	70~180 mg/dL	%	%
1단계 저혈당	70 mg/dL 미만	%	%
2단계 저혈당	54 mg/dL 미만	%	%

혈당조절 목표

4 당화혈색소란?

당화혈색소는 지난 2~3개월 동안의 평균 혈당조절 상태를 반영하는 검사입니다. 검사결과는 최근 한 달의 영향이 50 %, 그 이전 1개월의 영향은 25 % 정도 입니다.

당화혈색소	평균 혈당 (mg/dL)	예측되는 95 % 신뢰구간 (%)
12 %	298	240~347
11 %	269	217~314
10 %	240	192~282
9 %	212	170~249
8 %	183	147~217
7 %	154	123~185
6 %	126	100~152
5.7 % 미만	100 미만	76~120

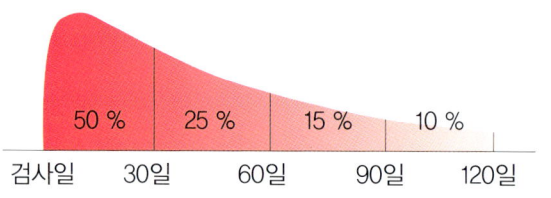
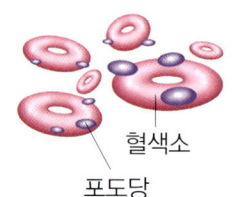

혈당조절 목표

❶ 당화혈색소가 동일하여도 혈당의 패턴은 전혀 다를 수 있습니다.

당화혈색소가 같아도 혈당이 목표 범위내로 유지되는 비율은 100 % 부터 40 %정도로 다양할 수 있습니다. 즉, 당화혈색소만으로 혈당의 변동폭을 알 수 없다는 것입니다. 따라서 병원에서 측정하는 당화혈색소뿐만 아니라 연속혈당측정기 자료를 분석하여 최근 나의 혈당 패턴에 어떤 문제가 있는지 평가하는 것이 매우 중요합니다.

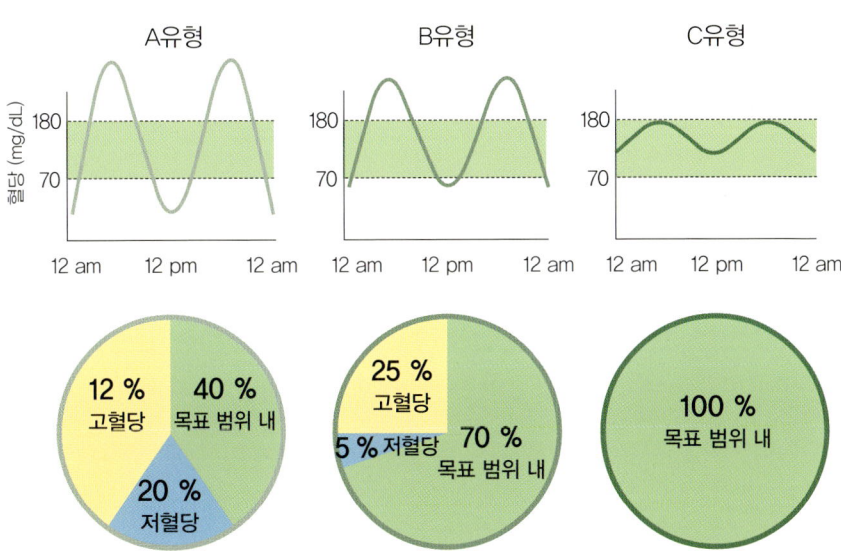

당화혈색소가 7 %인 경우의 혈당 패턴 유형

혈당조절 목표

❷ 혈당의 목표 범위 내 도달 비율과 평균 당화혈색소 상관관계는 다음과 같습니다.

혈당의 목표 범위 내 (70~180 mg/dL) 도달 비율	당화혈색소 (%)	예측되는 95 % 신뢰구간 (%)
20 %	9.4	8.0~10.7
30 %	8.9	7.6~10.2
40 %	8.4	7.1~9.7
50 %	7.9	6.6~9.2
60 %	7.4	6.6~9.2
70 %	7.0	5.6~8.3
80 %	6.5	5.2~7.8
90 % 미만	6.0	4.7~7.3

- 연구결과에 따르면 혈당의 목표 범위 내 도달 비율(TIR: Time In Range)의 10 % 증가는 당화혈색소 0.5 % 또는 0.8 % 감소를 의미합니다.
- 혈당의 목표 범위 내 도달 비율이 약 70 % 이상이면 당화혈색소가 7 % 미만임을 알 수 있습니다.

AGP 데이터 분석하기

✋ 당화혈색소 추정치 (%) = 혈당 관리 지표

당화혈색소 추정치는 실제 당화혈색소와 차이가 날 수 있으므로 당화혈색소 추정치 대신에 혈당 관리 지표(GMI=Glucose management indicator)라는 표현으로 사용 권장합니다.

혈당 관리 지표(GMI) (%)*	연속혈당측정기에 의한 평균 혈당 (mg/dL)
11.7	350
10.5	300
9.9	275
9.3	250
8.7	225
8.1	200
7.5	175
6.9	150
6.3	125
5.7	100

*참고문헌 : Bergenstal RM, Beck RW, Close KL, et al. Response to Comment on Bergenstal et al. Glucose Management Indicator (GMI): A New Term for Estimating A1C From Continuous Glucose Monitoring. *Diabetes Care*. 2018;41:2275–2280.

AGP 데이터 분석하기

AGP(Ambulatory Glucose Profile)는 세계당뇨병센터에서 만든 연속혈당측정기의 표준 분석 보고서로 자신의 혈당 패턴을 한 눈에 볼 수 있는 요약자료 입니다.

AGP 보고서 예시

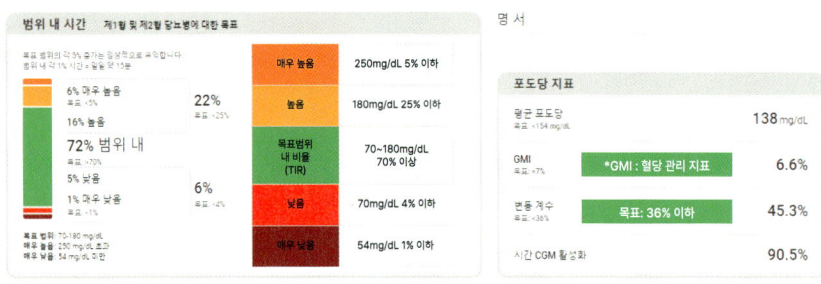

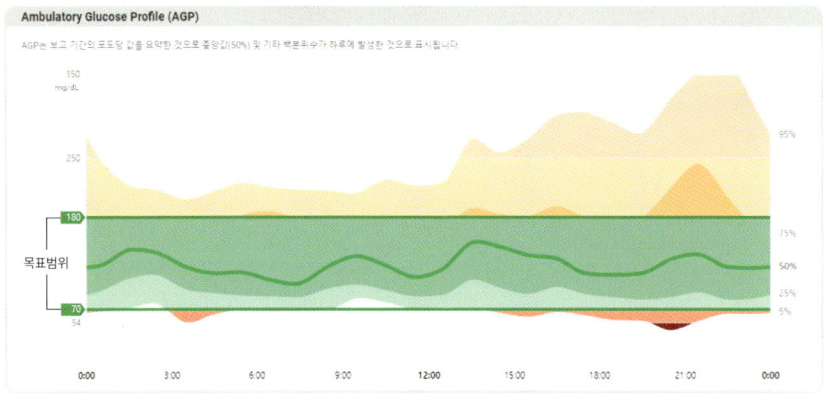

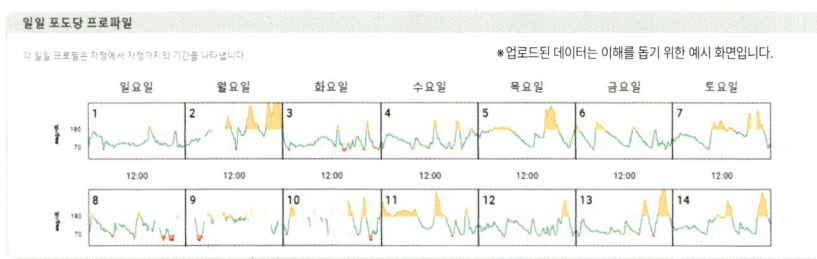

AGP 데이터 분석하기

1 알아야 할 연속혈당측정기 10가지 핵심 지표

AGP 보고서를 효과적으로 활용하기 위해서는 다음의 10가지 핵심 지표의 권장 목표 수치를 살펴보고. 이를 점검하여 당뇨 관리에 활용합니다.

- ❶ 연속혈당측정기 착용 일수 : 분석할 연속혈당측정기를 14일 이상 착용
- ❷ 연속혈당측정기 활성화 비율 : 지난 14일 동안 연속혈당측정기 사용 비율은 70 % 이상으로 유지
- ❸ 평균 혈당 수치
- ❹ 당화혈색소 추정치 (%) = 혈당 관리 지표
- ❺ 혈당의 변동성(변동 계수 또는 표준 편차) : 변동 계수는 36 % 이하로 유지
- ❻ 매우 높은 고혈당(>250 mg/dL) 비율 : 5 % 미만으로 유지
- ❼ 고혈당(180~250 mg/dL) 비율: 25 % 미만으로 유지
- ❽ 목표 범위 혈당(70~180 mg/dL) 비율 : 70 % 이상 유지
- ❾ 저혈당(54~69 mg/dL) 비율 : 4 % 미만으로 유지
- ❿ 매우 낮은 저혈당(<54 mg/dL) 비율 : 1 % 미만으로 유지

* 참고문헌 : Battelino T, Danne T, Bergenstal RM, et al. Clinical Targets for Continuous Glucose Monitoring Data Interpretation: Recommendations From the International Consensus on Time in Range. *Diabetes Care*. 2019;42(8):1593-1603

AGP 데이터 분석하기

2 혈당의 변동성 평가

연속혈당측정기의 보고서에서 변동 계수(Coefficient of Variation, CV)를 점검합니다. 변동 계수가 큰 것은 혈당의 변동성이 큰 것을 의미하며, 저혈당 위험성을 잘 나타내주는 지표입니다.

일반적으로 1형 당뇨인는 변동 계수의 값을 36 % 이하로 권장하고, 33 % 미만이면 혈당 변동성이 적어 매우 우수하다고 판정할 수 있습니다. 동일한 당화혈색소라도 혈당의 변동성이 크면 다음과 같은 합병증의 위험이 증가할 수 있습니다.

- 심뇌혈관질환 발생률 증가
- 미세혈관, 대혈관 합병증 위험 증가
- 저혈당 위험 증가
- 신기능 저하
- 치매 위험 증가
- 혈관 내피세포의 손상 증가

> **이것만은 꼭 알아 둡시다!**
> - 변동 계수 값은 36 % 이하로 유지합니다.
> - 저혈당 없이 당화혈색소를 정상에 가깝게 유지하기 위해서는 변동 계수 값을 33 % 미만으로 유지할 것을 권장합니다.

혈당 패턴을 확인하기 위한 기록법

연속혈당측정기를 사용하면 데이터 분석 프로그램을 통해 혈당 패턴을 알 수 있습니다. 그러나 스스로 당뇨수첩에 혈당 수치, 추세 화살표 뿐만 아니라 혈당에 영향을 주는 식사, 운동, 약물요법 등을 자세히 기록해 보면 혈당 패턴을 분석하는데 더욱 큰 도움이 될 수 있습니다.

기록해야 할 내용

❶ 혈당 수치

 : 적어도 2시간 간격으로 기록합니다. 혈당의 변동폭이 큰 경우는 1시간 간격으로 기록하고 선으로 그려봅니다. 저혈당과 고혈당의 경우 색깔로 표시해서 강조해 보는 것이 좋습니다. 저혈당 증상이 있었지만 연속혈당측정기에서 혈당이 정상인 경우 자가혈당측정을 하여 수치를 기록합니다.

❷ 추세 화살표

 : 연속혈당측정기에 나타난 추세 화살표를 기록합니다.

❸ 인슐린 용량

- 장시간형 인슐린

 : 장시간형 인슐린 용량을 기록합니다.

- 초속효성 인슐린

 : 식사와 간식을 먹을 때 주사한 초속효성 인슐린 용량을 기록합니다.

혈당 패턴을 확인하기 위한 기록법

- 교정 인슐린

  : 혈당이 높거나 낮을 때 목표 혈당으로 교정하는데 필요한 초속효성 인슐린 용량을 기록합니다.

- 추세 화살표에 따른 교정 인슐린

  : 추세 화살표를 통해 혈당 변화를 예측하여 이를 목표 혈당으로 교정하는데 필요한 초속효성 인슐린 용량을 기록합니다.

❹ 식사량

식사 시 탄수화물이 들어있는 음식의 종류, 탄수화물 양을 기록한 후 총 탄수화물 섭취량의 합계를 기록합니다. 음식의 종류는 가능한 구체적으로 적습니다. 단백질, 지방의 섭취량도 함께 기록합니다.

예: 밥 1공기(탄수화물 69 g), 사과 1/3쪽(탄수화물 12 g), 두부 2쪽(단백질 16 g)

❺ 활동량

- 운동 시간 : 운동한 시간을 그래프 상단에 형광펜으로 색칠하거나 줄로 표시합니다.

- 운동 강도 : 저(저강도), 중(중강도), 고(고강도)로 운동 강도를 기록하거나 1~5까지의 강도로 표시할 수 있습니다.

❻ 특이사항

혈당에 영향을 주는 요인 : 감정, 스트레스, 질병, 통증, 수면 부족, 생리, 혈당을 올리는 약제 복용(예: 스테로이드) 등을 기록합니다.

혈당 패턴을 확인하기 위한 기록법

당뇨수첩 기록의 예

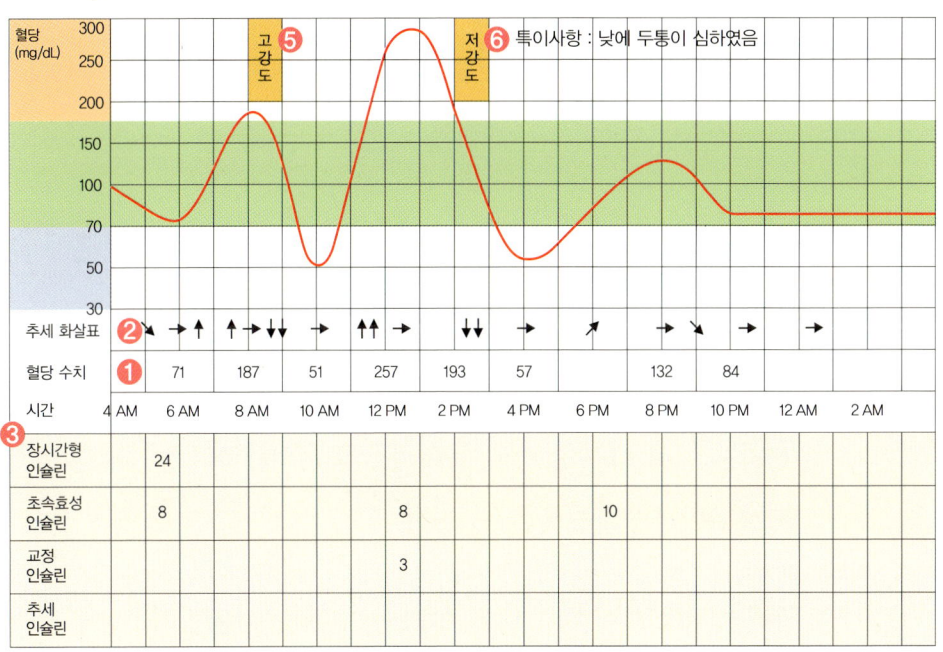

	아침			점심			저녁	
시간	식사/탄수화물 (g)	탄수화물	시간	식사/탄수화물 (g)	탄수화물	시간	식사/탄수화물 (g)	탄수화물
6시	밥 1공기(69 g) 사과 1/3쪽(12 g)	합계 81 g	1시	밥 1공기(69 g) 나물 1접시	합계 69 g	6시	밥 1공기(69 g) 감자국(23 g) 바나나 1/4쪽(6 g)	합계 98 g
10시	아침 간식 주스 1컵 반(36 g) 바나나 1개(24 g)	합계 60 g	2:30	점심 간식 사탕 2개(10 g) 치즈 1장, 과자 2개(12 g)	합계 22 g	9시	저녁 간식 우유 1컵	합계 10 g

AGP를 이용한 연속혈당측정기 데이터 분석 과정

혈당의 주요 패턴을 보기위해서는 적어도 2주 이상의 연속혈당측정기의 데이터와 혈당에 영향을 주는 인슐린 용량, 식사, 운동, 스트레스, 특이사항 등의 기록이 필요합니다. 준비된 자료는 다음과 같이 분석합니다.

1단계 : 적절한 데이터를 사용할 수 있는지 확인합니다. 지난 14일 동안의 데이터 활성화 비율은 70 % 이상이 바람직합니다.

2단계 : AGP를 살펴봅니다. 인슐린 주사 시간 및 주사 용량, 탄수화물 섭취량, 운동 시간 및 강도, 스트레스 등 특이사항이 혈당에 어떻게 영향을 주었는지 점검합니다.

3단계 : 하루의 전반적인 패턴을 살펴봅니다. 24시간 그래프의 중간값, 사분위수 범위, 변동 계수를 살펴봅니다.

4단계 : 아침, 점심, 저녁, 취침 시간 중 어느 시간대에 목표 범위를 벗어났는지 저혈당, 식전 고혈당, 식후 고혈당 순으로 살펴봅니다.

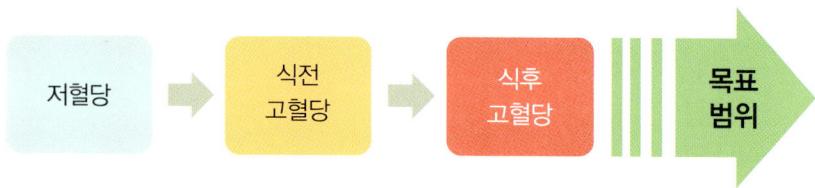

AGP를 이용한 연속혈당측정기 데이터 분석 과정

5단계 : 요일 중에 어느 요일에 목표 범위에서 벗어났는지 살펴봅니다. 저혈당, 식전 고혈당, 식후 고혈당 순으로 살펴봅니다.

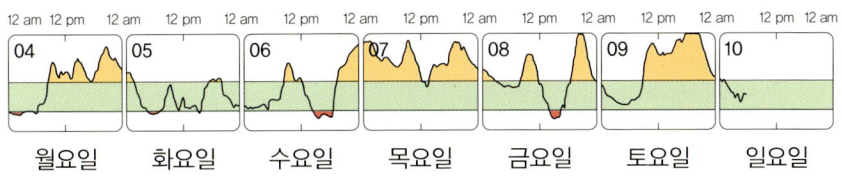

6단계 : 반복되는 저혈당과 고혈당, 혈당의 변동폭을 조절하기 위해 무엇을 변화시켜야 하는지 살펴봅니다.

7단계 : 혈당조절 목표 범위(70~180 mg/dL) 내 도달 비율에 대한 목표를 세우고, 이를 도달하기 위한 구체적인 실천 계획을 세웁니다.

8단계 : 당뇨수첩에 혈당조절 목표 범위(70~180 mg/dL) 내 도달 비율의 목표와 변동 계수 목표를 작성합니다. 2주 후에 AGP 보고서를 비교 분석하여 관리합니다. 진료 및 교육 시 AGP 보고서, 혈당 기록지를 지참하고, 궁금한 점은 문의합니다.

점검해 보세요

혈당이 롤러코스터를 타듯 일정한 패턴 없이 높고 낮음을 반복하고 있다면 다음 질문을 통해 목표 범위를 벗어난 혈당 패턴의 요인을 찾아 보세요.

- ☑ 식사 시 탄수화물을 과식 했나요?
- ☑ 심한 저혈당 증상을 겪었거나 저혈당이 자주 발생하나요?
- ☑ 합병증이 두려워 혈당조절 목표를 너무 엄격하게 관리하나요?
- ☑ 저혈당을 피하기 위해 혈당 목표를 너무 높게 관리하나요?
- ☑ 운동하는 시간대와 운동 강도 등이 계속 바뀌고 있지 않나요?
- ☑ 수면 시간이 불규칙한가요? 불면증이 있나요?
- ☑ 스트레스를 많이 받고 있나요?
- ☑ 통증을 경험하고 있나요?
- ☑ 감염이나 수술, 질병 치료로 약을 먹고 있나요?
- ☑ 여성인 경우 생리 중인가요?
- ☑ 취침 전과 아침 공복 혈당이 높아도 장시간형 인슐린을 조정하지 않고 동일한 용량으로 주사하지 않았나요?
- ☑ 저혈당이 발생하면 인슐린을 주사하지 않았나요?
- ☑ 초속효성 인슐린을 주사하지 않거나 너무 미리 주사하였거나 식사 후 한참 지나서 주사하였나요?

점검해 보세요

생활습관을 개선하고 인슐린 용량을 조절하는 것은 한 번에 이루어지지 않습니다. 데이터 분석 시 다음을 고려하여 점검해 보세요.

1. 처음 90분 동안은 매 10~15분 간격으로 혈당 수치와 혈당 패턴, 추세 화살표가 어떻게 변하는지 살펴봅니다. 이후 3시간 동안은 매 30분 간격으로 살펴봅니다.

2. 목표 범위를 벗어난 혈당 패턴의 요인을 점검합니다.

3. 저혈당이 발생했다면 저혈당 전, 후 패턴을 살펴봅니다.

4. 잠자는 동안의 혈당 패턴을 통해 장시간형 인슐린 용량을 평가합니다.

5. 초속효성 인슐린 용량은 식전 혈당과 식후 4~5시간 혈당의 차이가 ±30 mg/dL 이내로 유지되는 지로 평가합니다.

6. 교정 인슐린 주사 후의 혈당 패턴 그래프를 평가합니다.

7. 혈당의 변동폭을 확인합니다.

8. 요일 별, 시간대 별 특징을 살펴봅니다.

9. 데이터를 보고 이해가 안되는 부분은 교육을 받도록 합니다.

연속혈당측정기로 식사 요법에 따른 혈당 수치와 추세 화살표를 점검해 보세요. 식사 요법이 혈당에 어떻게 영향을 주는지 알게 되면 생활습관을 개선하고 약물요법을 효과적으로 조절할 수 있습니다.

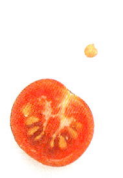
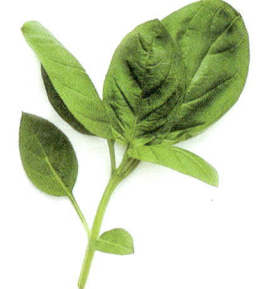
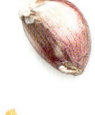

Chapter 4

식사요법과 혈당조절

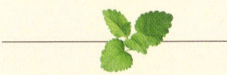

1. 영양소가 혈당에 미치는 영향과 비율 알기
2. 적절한 탄수화물 섭취량은?
3. 탄수화물이 혈당을 올리는 정도는?
4. 단백질과 지방이 혈당을 올리는 정도는?
5. 궁금해요

영양소가 혈당에 미치는 영향과 비율 알기

우리가 섭취한 영양소는 혈당을 올리는 직접적인 원인이 되며, 각 영양소에 따라 혈당에 영향을 주는 비율과 혈당의 지속 시간이 다릅니다. 연속혈당측정기를 통해 이러한 차이를 파악하면 식사요법을 보다 잘 실천하는데 도움이 됩니다.

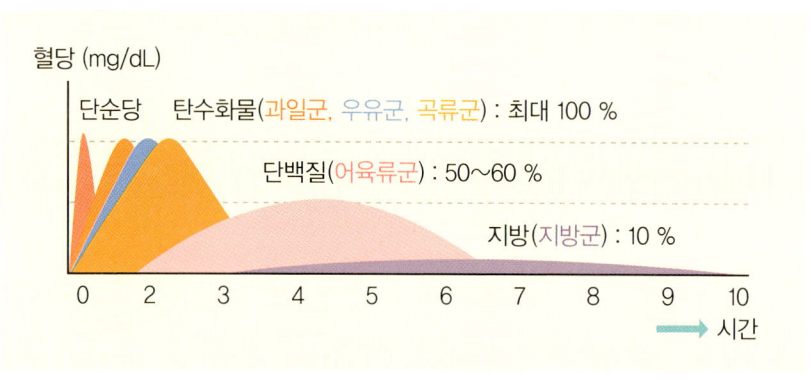

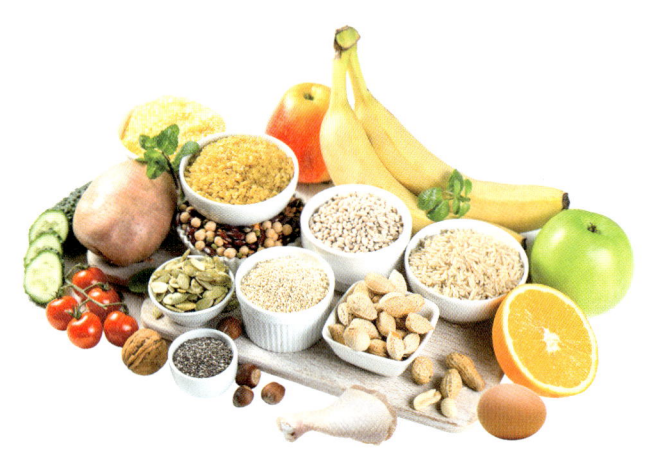

영양소가 혈당에 미치는 영향과 비율 알기

1 단순당이 혈당에 미치는 영향 알기

단순당은 소화흡수가 빨라 섭취 후 10~15분에 혈당이 급격히 상승하였다가 떨어집니다. 단순당 식품 또는 단순당이 많이 함유된 식품을 섭취하면 10~20분에 추세 화살표가 매우 빠르게 상승(↑↑/↑↑↑) 하였다가 빠르게 떨어지는 것을 볼 수 있습니다. 단순당은 가급적 피하도록 하며, 저혈당 발생시에만 알맞게 섭취합니다.

- 단순당 식품
  설탕, 꿀, 사탕, 탄산음료

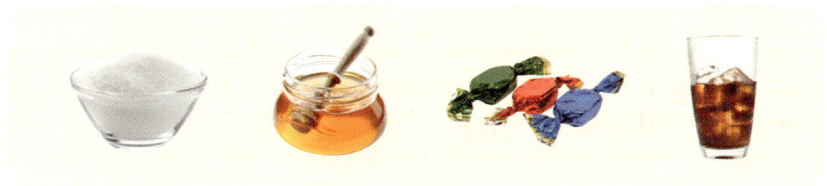

- 단순당이 많이 함유된 식품
  꿀떡, 케이크, 달콤한 과자, 아이스크림, 과일 통조림, 과일 주스, 식혜, 수정과, 유자차 등

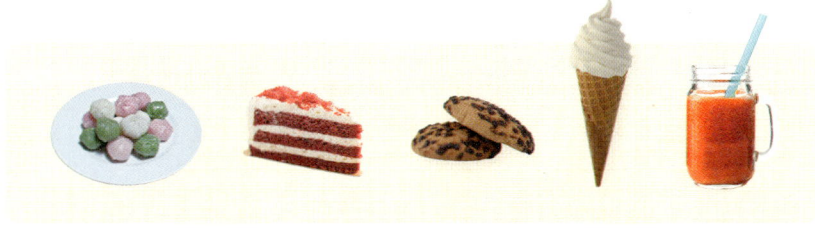

영양소가 혈당에 미치는 영향과 비율 알기

② 탄수화물이 혈당에 미치는 영향 알기

탄수화물은 섭취한 양의 최대 100 %가 혈당에 영향을 줍니다. 탄수화물은 섭취 후 1~2시간에 추세 화살표가 빠르게 상승(↑/↑↑)하여 식후 혈당을 올립니다.

  탄수화물이 함유된 식품군은 "곡류군", "과일군", "우유군"입니다. 탄수화물 섭취량을 알기 위해서는 각 식품군별 1교환 단위에 탄수화물 양(g)이 얼마나 들어있는지 알아야 합니다.

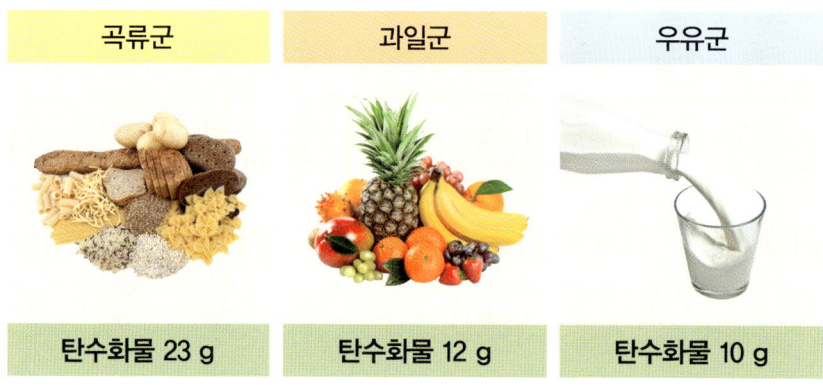

곡류군	과일군	우유군
탄수화물 23 g	탄수화물 12 g	탄수화물 10 g

> 💡 탄수화물이 포함된 식품군 내에서는 같은 탄수화물 양으로 바꾸어 먹을 수 있습니다. 단, 각 식품군 마다 단백질 및 지방의 양이 다르므로 열량은 차이가 날 수 있습니다.

영양소가 혈당에 미치는 영향과 비율 알기

"1교환 단위"란?

각 식품마다 부피와 무게는 다르지만 영양소의 함량과 열량이 같아 바꿔 먹을 때 기준이 되는 양을 '1교환 단위'라고 합니다. 교환 단위를 이용하면 다양한 종류의 음식을 선택할 수 있고, 골고루 알맞은 양을 먹을 수 있습니다. 6가지 식품군 중에서 즐겨먹는 식품의 1교환 단위가 어느 정도 인지 알도록 합니다.

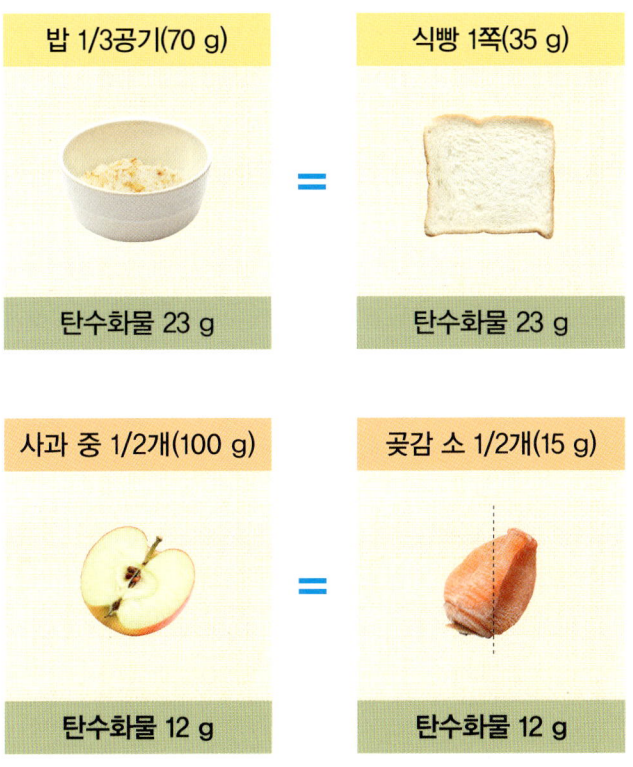

영양소가 혈당에 미치는 영향과 비율 알기

곡류군 1교환 단위 : 탄수화물 23 g

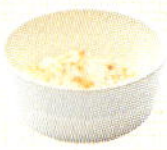 밥 1/3공기(70 g)	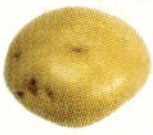 감자 중 1개(140 g)	식빵 1쪽(35 g)	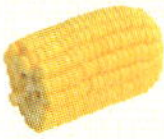 옥수수 1/2개(70 g)	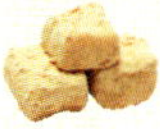 인절미 3개(50 g)
가래떡 썬것 11개(50 g)	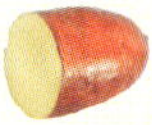 고구마 중 1/2개(70 g)	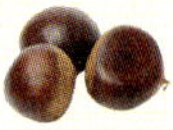 밤 대 3개(60 g)	삶은국수 소 1/2공기(90 g)	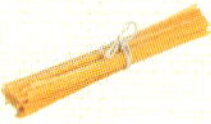 스파게티면 건조(30 g)
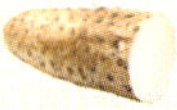 마 (140 g)	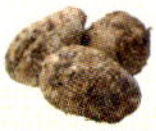 토란 3개(140 g)	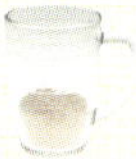 미숫가루 소 1/4컵(30 g)	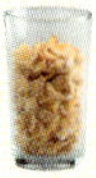 시리얼 2/3컵(25 g)	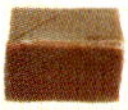 묵 1/2모(200 g)
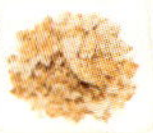 누룽지 (30 g)	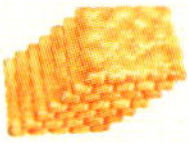 크래커 7개(25 g)	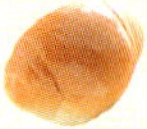 모닝빵 중 1개(35 g)	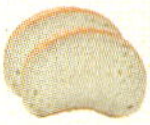 바게트빵 중 2쪽(35 g)	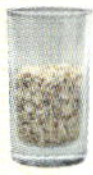 오트밀 (30 g)

- 면이나 빵을 먹을 때는 혈당이 빠르게 상승(↑/↑↑) 하므로 채소나 단백질을 먼저 섭취합니다.
- 식사 시 반찬으로 감자, 묵, 잡채, 마 등의 곡류군을 먹거나 후식으로 과일을 먹을 때는 밥 량을 줄여 식후 혈당을 조절합니다.

영양소가 혈당에 미치는 영향과 비율 알기

과일군 1교환 단위 : 탄수화물 12 g

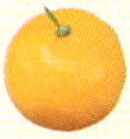

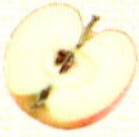

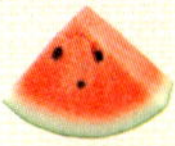

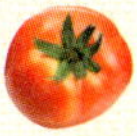

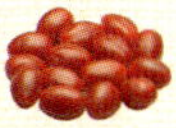

귤 대 1개(100 g)	사과 중 1/2개(100 g)	수박 중 1쪽(150 g)	토마토 대 1개(250 g)	방울토마토 중 15개(200 g)	
포도 소 19알(80 g)	바나나 중 2/3개(80 g)	딸기 중 7개(150 g)	배 대 1/5개(100 g)	참외 중 1/2개(100 g)	
단감 중 1/3개(80 g)	곶감 소 1/2개(15 g)	자두 대 1개(100 g)	키위 중 1개(80 g)	황도 중 1/2개(100 g)	
멜론 1쪽(150 g)	오렌지 대 1/2개(100 g)	블루베리 (100 g)	체리 8알(80 g)	파인애플 1쪽(100 g)	

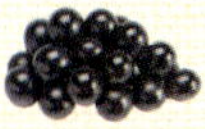

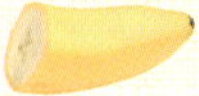

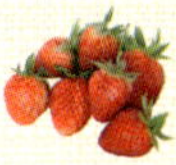

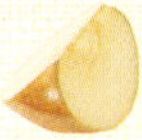

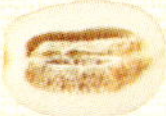

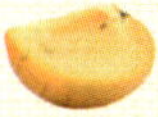

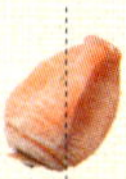

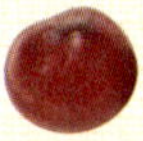

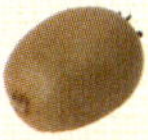

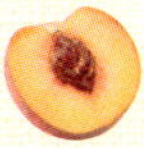

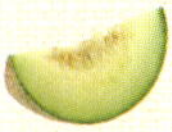

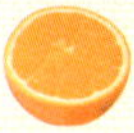

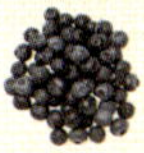

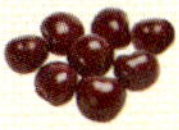

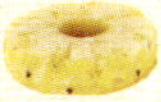

- 과일 주스, 과즙, 당지수가 높은 과일은 추세 화살표가 더 빠르게 상승 (↑↑/↑↑↑)하는 것을 볼 수 있습니다.
- 후식으로 과일을 먹을 경우에는 총 탄수화물 섭취량을 고려하여 먹습니다.
- 간식으로 먹을 경우 식후 2시간 반~3시간에 1교환 단위 정도만 섭취합니다.

영양소가 혈당에 미치는 영향과 비율 알기

우유군 1교환 단위 : 탄수화물 10 g

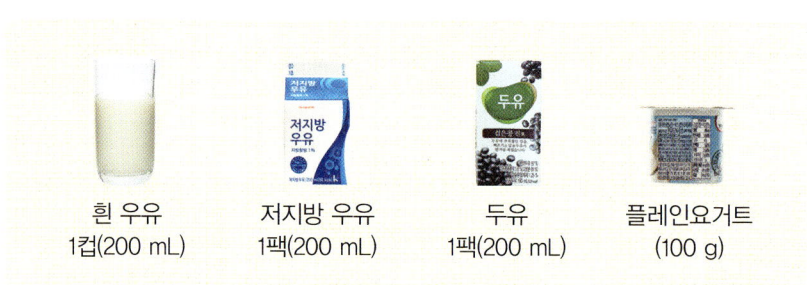

흰 우유
1컵(200 mL)

저지방 우유
1팩(200 mL)

두유
1팩(200 mL)

플레인요거트
(100 g)

- 액체는 혈당을 빨리 올리므로 우유도 가능하면 천천히 마십니다.
- 당이 가미된 우유(딸기 우유, 초코우유, 바닐라 우유) 나 두유(검은깨 두유, 검은콩 두유 등)를 마실 경우에는 영양성분표에서 탄수화물 함량을 확인하도록 합니다.
- 과체중이나 고지혈증이 있는 경우에는 저지방 우유나 당질 함량이 적은 두유를 선택합니다.

영양소가 혈당에 미치는 영향과 비율 알기

영양성분표에서 탄수화물 찾기

가공식품을 먹을 경우에는 **"영양성분표"**에서 탄수화물이 얼마나 함유되었는지 확인합니다. 탄수화물 함량을 알면 혈당이 대략 얼마나 오를 수 있는지 예측할 수 있습니다.

❶ 1회 분량 또는 1회 제공량의 탄수화물 양을 확인합니다.
❷ 탄수화물은 식이섬유, 당류, 전분이 포함된 총량입니다. 식이섬유소 함량이 5 g 이상인 경우에는 총 탄수화물 양에서 섬유소 양을 빼고 계산합니다.

> ❗ **이것만은 꼭 알아 둡시다!**
> - 탄수화물과 영양정보를 위한 좋은 자료는 우리나라의 농식품종합정보시스템 – 농식품올바로(http://koreanfood.rda.go.kr)에서 '국가표준식품성분표' 자료를 다운받거나 검색할 수 있습니다.

영양소가 혈당에 미치는 영향과 비율 알기

3 단백질이 혈당에 미치는 영향 알기

단백질은 섭취한 양의 약 50~60 %정도가 혈당에 영향을 줍니다. 단백질은 서서히 소화 흡수되어 식후 혈당은 올리지 않지만 식후 약 90분부터 시작하여 다음 식전 혈당을 올립니다. 단백질이 함유된 식품군은 "어육류군"입니다.

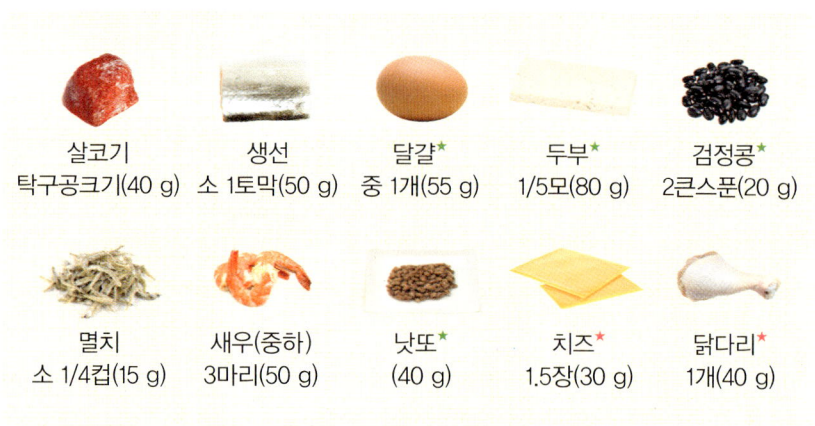

어육류군 1교환 단위 : 단백질 8 g

- 살코기 탁구공크기(40 g)
- 생선 소 1토막(50 g)
- 달걀* 중 1개(55 g)
- 두부* 1/5모(80 g)
- 검정콩* 2큰스푼(20 g)
- 멸치 소 1/4컵(15 g)
- 새우(중하) 3마리(50 g)
- 낫또* (40 g)
- 치즈* 1.5장(30 g)
- 닭다리* 1개(40 g)

* 지방 함량 : 고지방*(8 g), 중지방*(5 g), 저지방(3 g)

💡 어육류군을 과다 섭취하면 다음 식전 및 야간에 고혈당 위험이 있으며, 적게 먹거나 안 먹은 경우 다음 식전 및 야간에 저혈당 위험이 있습니다.

영양소가 혈당에 미치는 영향과 비율 알기

4 지방이 혈당에 미치는 영향 알기

지방은 섭취한 양의 약 10 %가 혈당에 영향을 줍니다. 지방은 매우 천천히 소화 흡수되어 과다 섭취하면 식후 2시간 이후부터 다음 식전 혈당에 영향을 줍니다. 지방이 함유된 식품군은 "지방군"으로 견과류, 기름류 등입니다.

지방군 1교환 단위 : 지방 5 g

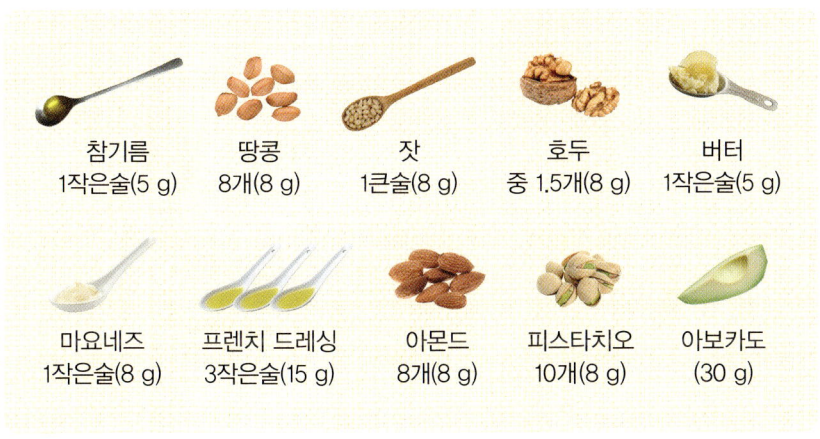

💡 지방을 과다 섭취하면 체중 증가 및 다음 식전 혈당이 상승할 수 있습니다. 지방 섭취가 많은 경우에는 식후 2시간 이후에 혈당 변화를 살펴보세요.

적절한 탄수화물 섭취량은?

개인의 탄수화물 필요량은 키, 체중, 활동량, 혈당조절 목표에 따라 다를 수 있습니다. 따라서 반드시 개인에 맞춘 영양 상담이 필요합니다. 일반적으로 권고하는 적절한 탄수화물 섭취량은 하루 총 섭취 열량의 40~60 %입니다.

예를 들어 1일 에너지요구량이 2000칼로리인 사람이 권장량 대로 열량의 약 40~60 %를 섭취하면 약 800~1200칼로리 입니다. 탄수화물 1 g 당 4 kcal를 내므로, 이를 계산하면 하루에 적절한 탄수화물 섭취량은 200~300 g입니다.

탄수화물을 과다 섭취하면 식후 혈당이 상승하므로 다음과 같이 식사와 간식으로 나누어 섭취합니다.

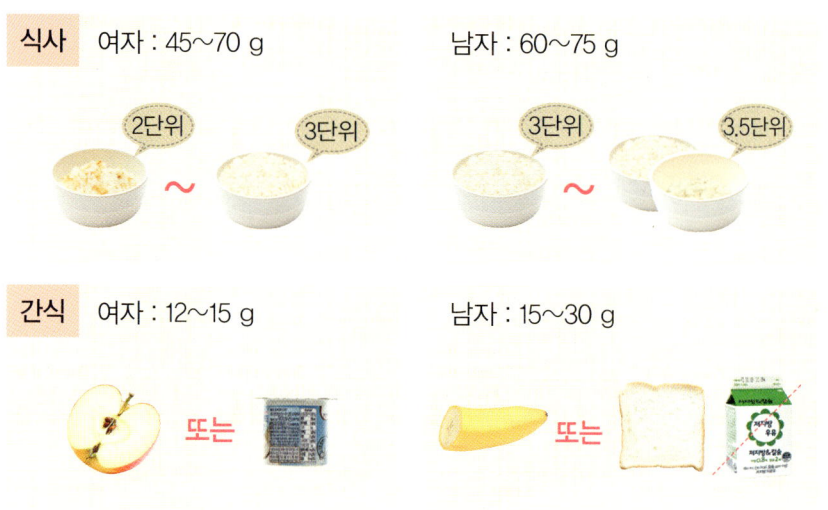

탄수화물이 혈당을 올리는 정도는?

탄수화물을 권장량보다 더 먹으면 식후 혈당이 올라갑니다. 탄수화물 1 g이 혈당이 올리는 정도는 체중 만을 고려하였을 때 대략적으로 다음의 표와 같이 혈당이 상승할 수 있습니다. 그러나 탄수화물이 혈당을 올리는 정도는 체중뿐만 아니라 인슐린 용량, 활동량, 스트레스, 식품에 포함된 섬유소, 지방 함량, 당지수 등에 따라 차이가 있습니다.

연속혈당측정기를 통해 탄수화물 1 g이 나의 혈당을 얼마나 올리는지 알게 되면 탄수화물을 더 먹을 경우 혈당이 얼마나 올라갈 수 있는지를 추정할 수 있습니다. 또한 저혈당 발생 시 저혈당 응급 식품을 얼마나 섭취해야 하는지 알 수 있습니다. 연속혈당측정기의 혈당 수치와 추세 화살표를 통해 상황에 따라 탄수화물 섭취량에 따른 혈당 변화를 확인해 보세요.

체중만 고려했을 때 탄수화물 1 g이 혈당을 올리는 정도

체중	1 g의 탄수화물이 올릴 수 있는 혈당
34 kg	7 mg/dL
40 kg	6 mg/dL
55 kg	5 mg/dL
70 kg	4 mg/dL
90 kg	3 mg/dL

단백질과 지방이 혈당을 올리는 정도는?

단백질과 지방은 식후 90분부터 혈당이 상승하여 다음 식전(식후 5시간)까지 혈당을 올립니다. 단백질과 지방 섭취량에 따른 혈당 패턴을 연속혈당측정기로 살펴보면 다음과 같습니다.

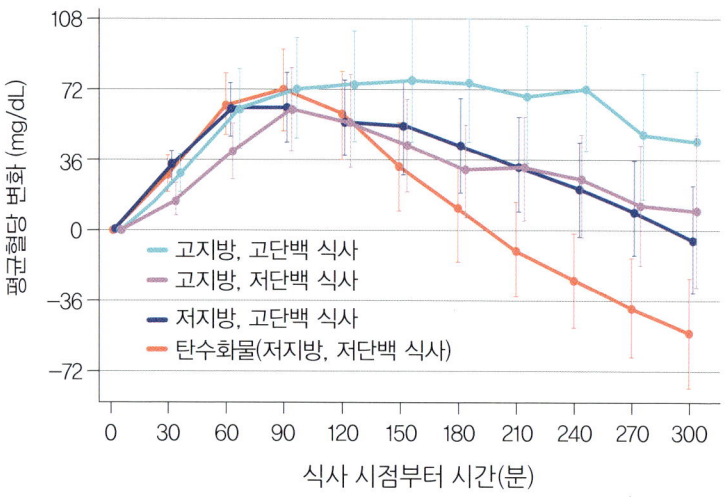

고지방 식사란 지방 함량이 35 g 이상이며, 고단백 식사는 단백질 함량이 40 g 이상인 식사입니다. 일반적으로 매끼마다 지방군은 1~1.5단위(지방 5~7.5 g), 어육류군은 1~2교환 단위(단백질 8~16 g) 섭취를 권장합니다. 어육류군을 권장량보다 1교환 단위 더 섭취 시 마다 다음 식전 혈당을 약 10~20 mg/dL 올리고, 적게 먹거나 안 먹으면 다음 식전 및 야간에 저혈당 위험이 있습니다.

* **참고문헌** : Smart CE, Evans M, O'Connell SM, et al. Both dietary protein and fat increase postprandial glucose excursions in children with type 1 diabetes, and the effect is additive. *Diabetes Care*. 2013;36(12):3897-3902.

궁금해요 Q&A

Q 먹는 순서도 식후 혈당에 영향을 주나요?

A 골고루, 알맞게 식사를 먹을 때, 혈당을 천천히 올리는 섬유질과 단백질을 먼저 먹고 탄수화물을 먹었을 경우 식후 혈당이 덜 올라간다는 연구보고가 있습니다. 다음의 그래프에서 살펴보듯이 식사를 할 때 생선 또는 고기를 먼저 먹고 난 뒤 밥을 먹는 것이, 밥을 먼저 먹는 것보다 식후 혈당이 덜 올라가고 혈당의 변동폭도 적은 것을 볼 수 있었습니다. 식사 시 채소류를 충분히 섭취하고, 단백질을 먹은 후 탄수화물(예: 밥)을 제일 나중에 먹어보면서 연속혈당측정기를 통해 혈당 패턴을 확인해 보세요.

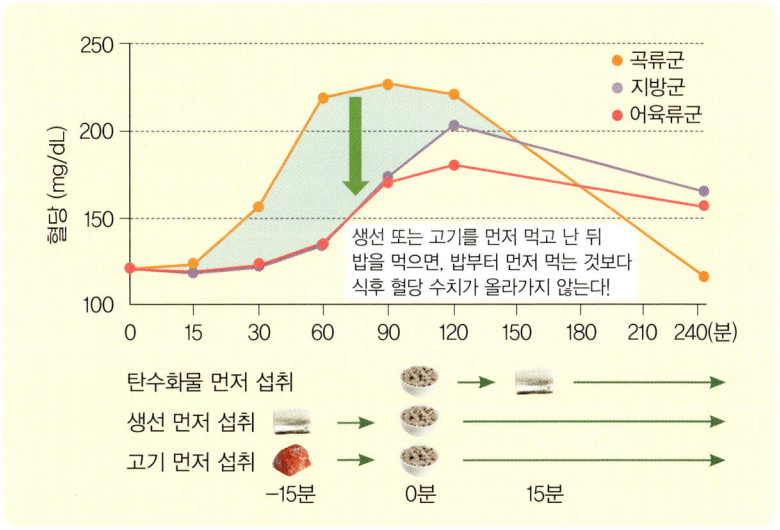

* 참고문헌 : Kuwata H, et al. Meal sequence and glucose excursion, gastric emptying and incretin secretion in type 2 diabetes: a randomised, controlled crossover, exploratory trial. *Diabetologia*. 2016;59(3):453–461.

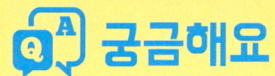 궁금해요

Q 식사를 골고루, 알맞은 양으로 준비하는 방법은?

A 전세계적으로 식사요법을 쉽게 준비하는 방법은 접시법 입니다. 커다란 뷔페 접시(23cm)를 준비하여 다음과 같이 매끼마다 탄수화물, 단백질, 지방, 채소류를 골고루, 알맞게 담아 먹습니다.

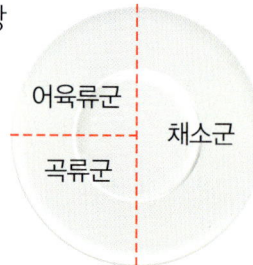

1/4 접시의 1/4은 곡류군을 담으세요. 예: 곡류군 2~3교환 단위

 ~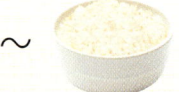

1/4 접시의 1/4은 어육류군(고기, 생선, 두부, 콩)을 담으세요.
예: 어육류군 1~2교환 단위

 ~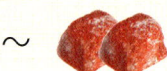

1/2 접시의 절반은 채소류, 해조류, 버섯류를 넉넉히 담으세요.
지방(기름, 견과류)을 소량 사용합니다.

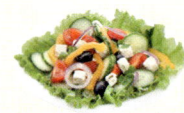

궁금해요

Q 당지수는 무엇인가요?

A 당지수(Glycemic index)란 탄수화물이 함유된 식품이 식후 얼마나 혈당을 빨리 상승시키는지를 측정해 숫자로 나타낸 것입니다. 당지수가 낮은 식품은 천천히 소화 흡수되어 혈당이 천천히 오릅니다. 따라서 동량의 탄수화물을 섭취할 경우 당지수가 낮은 음식을 선택하는 것이 혈당조절을 위해 보다 나은 선택입니다. 하지만 당지수가 낮다고 열량도 낮은 건 아닙니다. 예를 들면 동일한 탄수화물 분량의 구운 감자와 감자튀김을 보면 당지수가 감자튀김이 낮지만 열량은 많이 차이가 납니다.

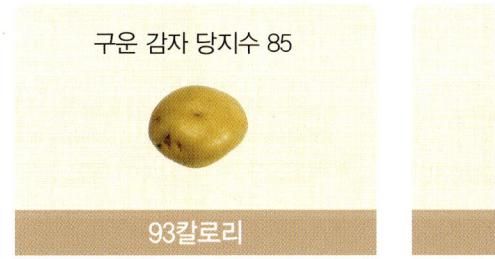
구운 감자 당지수 85
93칼로리

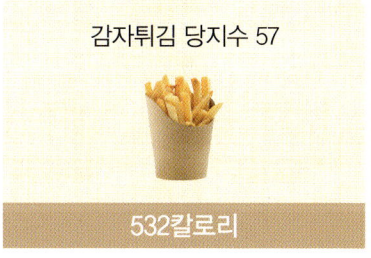
감자튀김 당지수 57
532칼로리

같은 식품이라도 조리 방법, 함께 먹는 식품의 종류 및 형태, 숙성도, 식사 속도 등 여러 요인에 따라 당지수는 달라지기 때문에 당지수를 참고하되 가장 중요한 것은 나에게 알맞은 양을 지켜 먹는 것입니다. 또한 평소 식사 시 당지수를 낮출 수 있도록 혈당을 천천히 올리는 식사 습관을 지키는 것이 큰 도움이 될 수 있습니다.

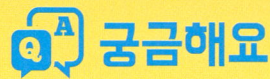 궁금해요

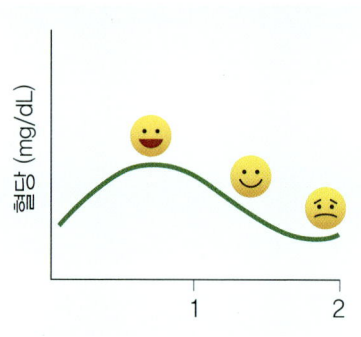

낮은 당지수

- 혈당이 천천히 상승
- 포만감이 오래감
- 천천히 에너지 공급이 됨

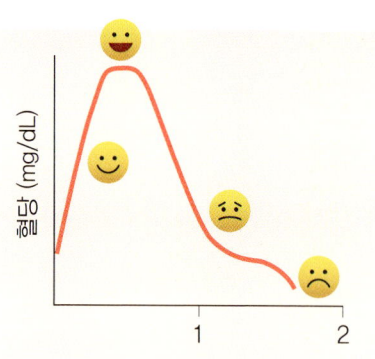

높은 당지수

- 혈당이 빨리 상승
- 공복감이 빠르게 나타남
- 빠르게 에너지 공급이 됨

구분	낮은 당지수	보통 당지수	높은 당지수
	55 이하	55~69	70 이상
주의점	선택 가능함	적게 선택	최대한 적게 선택
55 kg	잡곡밥, 호밀빵, 퀴노아, 오트밀, 고구마	보리빵, 오트밀(인스턴트), 크래커, 감자튀김	식빵, 떡, 국수, 바게트, 흰 쌀밥, 찹쌀밥, 당면, 콘프레이크, 구운 감자
과일군	사과, 오렌지, 배, 복숭아, 자두, 포도	체리, 포도, 키위, 파인애플	바나나, 수박
우유군	우유, 그릭 요거트, 두유		쌀 음료

궁금해요

Q 혈당을 천천히 올리려면 어떻게 해야 하나요?

A 동일한 탄수화물 양을 섭취하여도 혈당이 천천히 올라가면 식후 혈당조절에 도움이 됩니다. 아래와 같이 식사 시 혈당을 천천히 올리는 식습관을 실천해 봅시다.

- 섬유소가 많은 채소류, 해조류, 버섯류를 넉넉히 섭취합니다.
- 식사 시 채소 먼저 섭취 후 밥을 먹습니다.
- 천천히 20분 이상 꼭꼭 씹어 먹습니다.
- 소화흡수가 빠른 단순당은 피합니다.
  예: 믹스커피, 아이스크림, 사탕, 꿀, 쨈, 약과, 꿀떡, 케이크, 달콤한 과자류, 단순당이 들어있는 차류(예: 유자차, 모과차, 대추차, 오미자차 등)
- 도정이 덜 된 형태로 섭취합니다.
  예: 쌀밥 ⋯▶ 현미밥, 흰 빵 ⋯▶ 호밀빵
- 염도가 높을수록 흡수가 빠르므로 싱겁게 먹습니다.
- 산도가 높은 식초, 레몬즙, 라임즙을 조리 시 이용합니다.
- 조리 시 권장된 양의 기름을 사용합니다.
- 액체나 가루형태의 탄수화물은 흡수가 빠르므로 주스보다는 생과일, 생채소로 섭취합니다.
- 혈당이 낮을 때 식사를 하면 영양분의 흡수가 빨라지므로 식사 간격은 늦어도 6시간 이내로 합니다.

운동에 따른 혈당 변화를 연속혈당측정기로 점검하여 운동의 효과를 확인하고 운동에 따른 저혈당을 예방하도록 합니다.

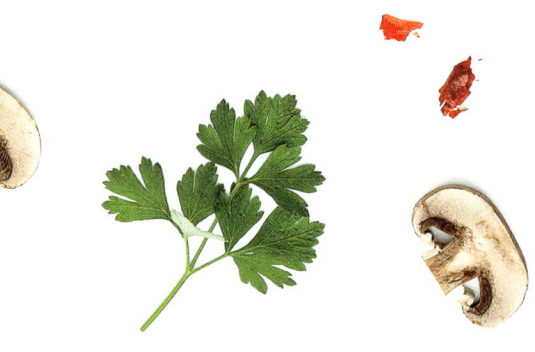

Chapter 5

운동요법과 혈당조절

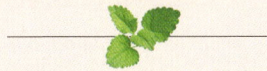

1. 운동에 따른 혈당 패턴 알기
2. 운동 전 혈당 수치, 추세 화살표에 따른 운동 계획
3. 운동 중 혈당조절의 목표
4. 인슐린 주사를 하는 경우 운동 시 저혈당 예방법
5. 운동에 따른 탄수화물 요구량
6. 운동 전 혈당 수치 및 운동 계획에 따른 알맞은 간식량
7. 운동에 따른 탄수화물 섭취량, 인슐린 용량 조정
8. 운동 후 혈당 수치에 따른 적절한 대처
9. 점검해 보세요

운동에 따른 혈당 패턴 알기

운동에 따른 혈당 수치는 운동 전 혈당 수치, 인슐린 작용, 주사 부위, 운동 전 식사의 종류, 운동의 종류, 강도 및 지속 시간 등 다양한 요인에 영향을 받을 수 있습니다. 연속혈당측정기는 혈당 수치뿐만 아니라 경보 기능, 추세 화살표가 있어 운동 중 저혈당을 예방하고 운동의 효과를 파악할 수 있어 유용합니다. 운동은 혈당 관리와 합병증 예방에 큰 도움이 되지만 다음을 주의해야 합니다.

유산소 운동(예: 달리기, 수영, 자전거 타기)은 포도당 이용률과 인슐린 감수성을 높여 갑작스러운 저혈당과 지연된 저혈당이 발생할 수 있습니다. 지연된 저혈당은 최대 24시간까지 지속될 수 있습니다.

무산소 운동(예: 근력 운동)은 운동 직후 갑자기 혈당이 올라갈 수 있지만 지연된 저혈당 위험이 있어 취침 전 근력 운동을 과하게 하면 야간 저혈당이 발생할 수 있습니다. 운동 전, 운동 중 및 운동 후 24~36시간 동안은 연속혈당측정기를 통해 혈당 패턴을 보면서 탄수화물 섭취량과 인슐린 용량을 조정하여 안전하고 효과적으로 운동하도록 합니다.

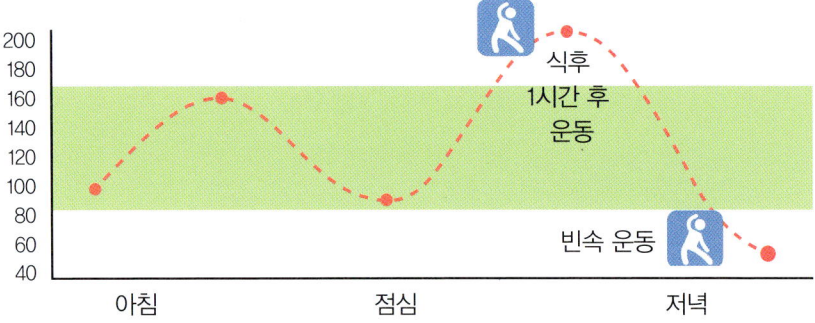

운동 전 혈당 수치, 추세 화살표에 따른 운동 계획

운동 전 혈당 수치와 추세 화살표로 통해 운동 후 혈당이 얼마나 떨어질 수 있는지 점검하여 대처합니다.

추세선 화살표				운동 전 혈당 수치	
리브레 2	케어센스 에어	덱스콤 G7	가디언 4	100 mg/dL 미만	100~180 mg/dL
				<u>운동하지 말 것</u> 탄수화물을 섭취하거나 혈당이 100 mg/dL 이상이 될 때까지 기다립니다.	<u>운동을 할 수 있지만 주의</u> 저혈당 예방을 위해 30분마다 혈당 수치를 확인합니다.
↑	↑	↑↑	↑↑↑	100 mg/dL 이상 될 때까지 기다립니다.	15분 안에 혈당 수치를 다시 확인합니다.
		↑	↑↑	100 mg/dL 이상 될 때까지 기다립니다.	30분 안에 혈당 수치를 다시 확인합니다.
↗	↗	↗	↑	100 mg/dL 이상 될 때까지 기다립니다.	30분 안에 혈당 수치를 다시 확인합니다.
→	→	→		10~15 g의 탄수화물을 섭취합니다.	10~15 g의 탄수화물 섭취를 고려할 수 있습니다.
↘	↘	↘	↓	20 g의 탄수화물을 섭취합니다.	20 g의 탄수화물 섭취를 고려할 수 있습니다.
		↓	↓↓	20~30 g의 탄수화물을 섭취합니다.	20~30 g의 탄수화물 섭취를 고려할 수 있습니다.
↓	↓	↓↓	↓↓↓	30~45 g의 탄수화물을 섭취합니다.	30~45 g의 탄수화물 섭취를 고려할 수 있습니다.

운동 전 혈당 수치, 추세 화살표에 따른 운동 계획

추세선 화살표				운동 전 혈당 수치	
리브레 2	케어센스 에어	덱스콤 G7	가디언 4	181~250 mg/dL	250 mg/dL 이상
				<u>운동할 수 있음</u>	<u>운동하지 말 것</u>
				저혈당 예방을 위해 30분마다 혈당 수치를 확인합니다.	혈당을 교정하거나 혈당이 250 mg/dL 이하로 떨어 질 때까지 기다립니다.
↑	↑	↑↑	↑↑↑	15~20분 안에 혈당 수치를 다시 확인합니다.	18 mg/dL 이하로 교정합니다.
		↑	↑↑	30분 안에 혈당 수치를 다시 확인합니다.	180 mg/dL 이하로 교정합니다.
↗	↗	↗	↑	30분 안에 혈당 수치를 다시 확인합니다.	180 mg/dL 이하로 교정합니다.
→	→	→		30분 안에 혈당 수치를 다시 확인합니다.	180 mg/dL 이하로 교정합니다.
↘	↘	↘	↓	30분 안에 혈당 수치를 다시 확인합니다.	250 mg/dL 이하가 될 때까지 기다립니다.
↓	↓	↓	↓↓	15 g의 탄수화물 섭취를 고려할 수 있습니다.	250 mg/dL 이하가 될 때까지 기다립니다.
		↓↓	↓↓↓	15 g의 탄수화물 섭취를 고려할 수 있습니다.	250 mg/dL 이하가 될 때까지 기다립니다.

- 공복 혈당이 250 mg/dL 이상이면 운동 수행능력이 저하되며 종종 탈수를 일으킬 수 있습니다. 특히, 인슐린이 부족하면 운동으로 인해 오히려 혈당이 상승할 수 있습니다. 따라서 공복 혈당이 250 mg/dL 이상이면 운동을 피하고, 충분한 수분을 섭취해야 합니다.
- 공복 혈당이 250 mg/dL 이상이면서 케톤이 검출 될 때는 추가적으로 초속효성 인슐린 주사가 필요할 수 있습니다.

운동 중 혈당조절의 목표

운동으로 인한 저혈당을 예방하고 혈당을 목표 범위 내로 유지하기 위해 운동 중에는 다음과 같이 혈당조절 목표치를 유지하도록 합니다.

- 인슐린 분비를 촉진하는 약물요법을 하는 경우
  : 운동 중 혈당 수치를 적어도 90 mg/dL 이상으로 유지하도록 합니다.

- 인슐린 치료를 하는 경우
  : 운동 중 혈당 수치를 적어도 110 mg/dL 이상으로 유지하도록 합니다.

- 저혈당 위험이 있거나 합병증이 있는 경우
  : 운동 중 혈당 수치를 적어도 120 mg/dL 이상으로 유지하도록 합니다.

- 저혈당을 유발하지 않는 약물을 복용하거나 약물요법을 하지 않는 경우
  : 운동 중 혈당 수치에 대한 최저 기준은 필요하지 않으나 저혈당이 오지 않도록 주의해야 합니다.

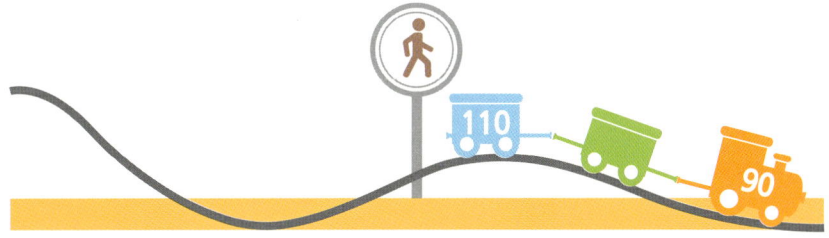

인슐린 주사를 하는 경우 운동 시 저혈당 예방법

인슐린 주사를 하는 경우 운동을 계획하였으면 저혈당 예방을 위해 인슐린 용량을 감량하거나 탄수화물을 추가로 섭취할 수 있습니다.

초속효성 인슐린 용량 조정

초속효성 인슐린 주사를 하는 경우 식사 후 2시간 안에 유산소 운동을 할 때는 운동 시간과 강도에 따라 다음과 같이 인슐린 용량을 줄여서 주사합니다. 단, 간식을 운동 전, 중, 후에 적절하게 섭취한다면 감량할 필요가 없습니다.

운동 시간	가벼운 활동	중등도 운동	고강도 운동
15분	감량 필요 없음	5~10 % 감량	0~15 % 감량
30분	감량 필요 없음	10~20 % 감량	10~30 % 감량
60분	10~20% 감량	20~40 % 감량	30~60 % 감량
120분	20~40% 감량	40~70 % 감량	60~90 % 감량

장시간형 인슐린 용량 조정

중등도 강도의 운동을 90분 이상 하거나 격렬한 운동을 60분 이상 지속하면 운동 후 24~48시간 동안 혈당이 떨어질 수 있습니다. 이러한 운동을 계획한다면 운동 당일과 그 다음날은 장시간형 또는 기저 인슐린을 10~20 % 감량해야 합니다.

* Adapted from Colberg S: Diabetic Athlete's Handbook.w Champaign, IL, Human Kinetics, P.32, 2009

운동에 따른 탄수화물 요구량

운동에 따른 탄수화물 필요량을 알면 탄수화물을 적절하게 섭취하여 저혈당 없이 운동을 효과적으로 할 수 있습니다. 또한 초속효성 인슐린을 주사하는 경우에는 인슐린 용량을 감량할 수 있습니다.

운동에 필요한 탄수화물 양과 감량이 필요한 인슐린 용량을 결정하는 좋은 방법은 먼저 운동 강도와 지속 시간을 운동 탄수화물(ExCarbs)을 통해 탄수화물 양 (g)으로 변환하는 것입니다. 운동 탄수화물(ExCarbs)은 운동에 소모되는 탄수화물의 양을 수량화 한 것입니다.

운동 탄수화물(p.100~101 참고)은 다양한 활동 시간 당 체중에 따른 최대 탄수화물 필요량 (g)을 보여줍니다. 탄수화물은 운동 전, 운동 중, 운동 후에 섭취할 수 있습니다.

> **운동 탄수화물을 인슐린으로 바꾸는 방법**
> 감량이 필요한 인슐린 용량 (U) = 운동 탄수화물 (g) ÷ 탄수화물 계수

> 탄수화물 필요량을 간단하게 체중으로 추정해 볼 수 있습니다. 운동 강도에 따라 고강도인 경우는 시간당 체중 1 kg당 약 1 g의 탄수화물로 계산하여 필요량을 추정할 수 있습니다. 경한 강도를 할 때는 절반 정도로 계산합니다. 예를 들면 체중이 45 kg인 경우 고강도의 운동을 하면 시간당 약 45 g의 탄수화물이 필요합니다.

운동에 따른 탄수화물 요구량

운동 탄수화물 : 체중, 운동 종류별 1시간 당 탄수화물 필요량 (g)

활동 종류	체중	탄수화물 필요량(g)		
		약 45 kg	약 68 kg	약 90 kg
야구		25	38	50
농구	중등도	35	48	61
	고강도	59	88	117
자전거 타기	10 km/h	20	27	34
	16 km/h	35	48	61
	23 km/h	60	83	105
	29 km/h	95	130	165
	32 km/h	122	168	214
댄스	중등도	17	25	33
	고강도	28	43	57
땅파기		45	65	83
골프(풀 카트)		23	35	46
핸드볼		59	88	117
줄넘기(80회/분)		73	109	145
청소		16	23	30
등산		60	90	120
외벽페인트칠		21	31	42

운동에 따른 탄수화물 요구량

활동 종류	체중	탄수화물 필요량 (g)		
		약 45 kg	약 68 kg	약 90 kg
낙엽청소		19	28	38
달리기	8 km/h	45	68	90
	13 km/h	96	145	190
	16 km/h	126	189	152
삽질		21	45	57
스케이트	중등도	25	34	43
	고강도	67	92	117
스키	크로스컨트 8 km/h	76	105	133
	내리막	52	72	92
	수상	42	58	74
축구		45	67	89
수영	느리게	41	56	71
	빠르게	69	95	121
테니스/발리볼	중등도	23	34	45
	고강도	59	88	117
걷기	5 km/h	15	22	29
	7 km/h	30	45	59

운동 전 혈당 수치 및 운동 계획에 따른 간식량

운동 전에 연속혈당측정기로 혈당 수치를 확인합니다. 운동 전 혈당 수치 및 계획한 운동 시간, 운동 강도에 따라 필요시 다음과 같이 탄수화물이 함유된 간식을 섭취합니다.

운동 전 혈당 수치, 운동 시간, 운동 강도에 따른 탄수화물 섭취량 (g)

운동 시간	운동 강도	운동 시작 시 혈당 수치에 따른 탄수화물 섭취량 (g)			
		<100	100~150	150~200	>200
15분	경한 강도	0~5	없음	없음	없음
	중등도	5~10	0~10	0~5	없음
	고강도	0~15	0~15	0~10	0~5
30분	경한 강도	5~10	0~10	없음	없음
	중등도	10~25	10~20	5~15	0~10
	고강도	15~35	15~30	10~25	5~20
45분	경한 강도	5~15	5~10	0~5	없음
	중등도	15~35	10~30	5~20	0~10
	고강도	20~40	20~35	15~30	10~25
60분	경한 강도	10~15	10~15	5~10	0~5
	중등도	20~50	15~40	10~30	5~15
	고강도	30~45	25~40	20~35	15~30

운동 전 혈당 수치 및 운동 계획에 따른 간식량

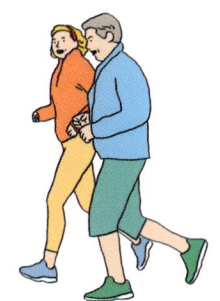

운동 시간	운동 강도	운동 시작 시 혈당 수치에 따른 탄수화물 섭취량 (g)			
		<100	100~150	150~200	>200
90분	경한 강도	15~20	10~20	5~15	0~10
	중등도	30~60	25~50	20~35	10~20
	고강도	45~70	40~60	30~50	25~40
120분	경한 강도	15~30	15~25	10~20	5~15
	중등도	40~80	35~70	30~50	15~30
	고강도	60~90	50~80	40~70	30~60
180분	경한 강도	30~45	25~40	20~30	10~20
	중등도	60~120	50~100	40~80	25~45
	고강도	90~135	75~120	60~105	45~90

* Adapted from Colberg S: Diabetic Athlete's Handbook. Champaign, IL, Human Kinetics, P.29, 2009.

운동에 따른 탄수화물 섭취량, 인슐린 용량 조정

운동 강도 및 운동 시간에 따른 탄수화물 섭취량, 인슐린 용량의 조정

예: 체중 45 kg인 경우 운동 균형을 위한 탄수화물과 인슐린 조정

운동 시간	낮은 강도			중등도			고강도		
	탄수화물	초속효성 인슐린	장시간형 인슐린	탄수화물	초속효성 인슐린	장시간형 인슐린	탄수화물	초속효성 인슐린	장시간형 인슐린
15분	+0 g	기준량	기준량	+0 g	기준량	기준량	+20 g	−10 %	기준량
30분	+10 g	기준량	기준량	+20 g	−10 %	기준량	+40 g	−20 %	기준량
45분	+18 g	−10 %	기준량	+30 g	−20 %	기준량	+50 g	−30 %	기준량
60분	+25 g	−15 %	기준량	+40 g	−30 %	기준량	+60 g	−40 %	−10 %
90분	+38 g	−20 %	기준량	+55 g	−45 %	−20%	+90 g	−50 %	−20 %
120분	+50 g	−30 %	기준량	+70 g	−60 %	−20 %	+110 g	−70 %	−30 %
240분	+80 g	−50 %	−10 %	+120 g	−60 %	−20 %	+200 g	−70 %	−40 %

- 고강도 운동은 탄수화물로부터 열량을 얻는 비율이 높으며, 장시간 운동할수록 지방으로부터 더 많이 열량을 얻기 시작합니다.
- 장시간의 운동시에 필요한 탄수화물을 섭취하지 않으면 체중 감량에 도움이 됩니다.
- 인슐린의 감량은 특히 장시간 운동에 중요합니다.

운동 후 혈당 수치에 따른 적절한 대처

운동 후에는 혈당 수치와 식사 계획에 따라 적절한 간식을 섭취합니다.

운동 후 혈당 수치	대처 방법

110 mg/dL 미만	• 30~60분 내에 식사 또는 간식 계획이 없는 경우
	  : 15 g 탄수화물 함유 식품 섭취
	• 1시간 이상 식사 또는 간식 계획이 없는 경우
	  : 30 g 탄수화물 함유 식품 섭취
	• 취침 전인 경우 : 30 g 탄수화물 함유 식품 섭취

111~160 mg/dL	• 운동 후 추가 간식 필요 없음 • 연속혈당측정기로 혈당 수치 확인 • 다음 운동 시에도 인슐린 용량, 간식을 동일하게 유지
160 mg/dL 이상	• 운동 중에 간식을 알맞게 먹었는지 점검할 것 • 인슐린 용량을 감량한 경우에는 다음에는 더 적게 감량하거나 하지 않도록 할 것 • 연속혈당측정기로 혈당 수치 확인

- 고강도의 운동을 한 경우에는 야간 저혈당을 주의해야 합니다. 연속혈당측정기를 통해 운동 후 야간의 저혈당 패턴을 확인합니다.

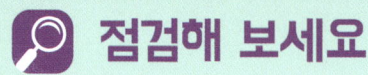
점검해 보세요

Q 체중 68 kg인 김○○씨는 점심에 72 g의 탄수화물을 식사할 예정이고 식후에 에어로빅장에 가서 중등도 강도로 춤을 1시간 출 계획입니다. 점심 전 혈당은 120 mg/dL이고 추세 화살표(➡)가 나타났습니다. 탄수화물 계수가 12 g으로 초속효성 인슐린을 6단위 주사할 예정입니다. 운동을 할 계획이 있을 경우 어떻게 조절해야 하나요?

A 운동에 따른 탄수화물 섭취량, 인슐린 용량 조정은 다음의 3가지 방법으로 조절할 수 있습니다.

❶ 탄수화물을 섭취하는 방법

탄수화물을 섭취하는 것이 운동 시 혈당조절에 가장 쉬운 방법이지만, 운동 탄수화물은 운동 시 필요한 최대량이므로 과도하게 섭취하여 고혈당이 발생되지 않도록 주의해야 합니다. 운동에 따른 탄수화물 필요량이 25 g이므로 이를 운동 후에 간식으로 탄수화물 25 g(과일군 2교환 단위 또는 곡류군 1교환 단위)을 섭취합니다.

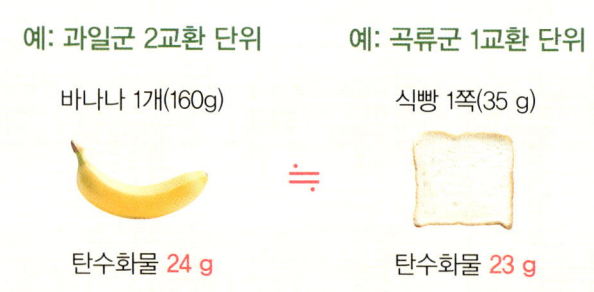

점검해 보세요

❷ 인슐린 용량을 감량하는 방법 – 체중을 감량하고자 할 때

- 운동에 따른 탄수화물 필요량(p.102 참고)이 25 g입니다. 이를 탄수화물 계수로 계산하여 초속효성 인슐린을 약 2단위 감량합니다.

감량이 필요한 인슐린 용량

$$\frac{운동\ 탄수화물(25\ g)}{탄수화물\ 계수(12\ g)} = 2단위$$

- 초속효성 인슐린을 30 % 감량하는 방법(p.106 참고)을 이용할 수 있습니다. 6단위의 30 %는 1.8단위로 반올림하여 2단위 감량합니다. 점심 전에 초속효성 인슐린은 탄수화물 섭취량에 따른 6단위에서 2단위를 줄여 4단위 주사하도록 합니다.

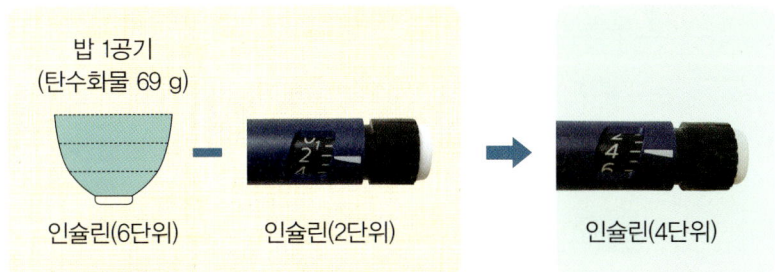

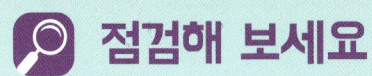
점검해 보세요

❸ **인슐린 용량 감량과 탄수화물 섭취하는 방법을 병행하는 방법**

운동에 따른 탄수화물 필요량이 25 g이므로 초속효성 인슐린을 1단위 감량하여 5단위를 주사하고 운동 후에 탄수화물 12 g(과일군 1교환 단위 또는 곡류군 1/2교환 단위)을 섭취할 수 있습니다.

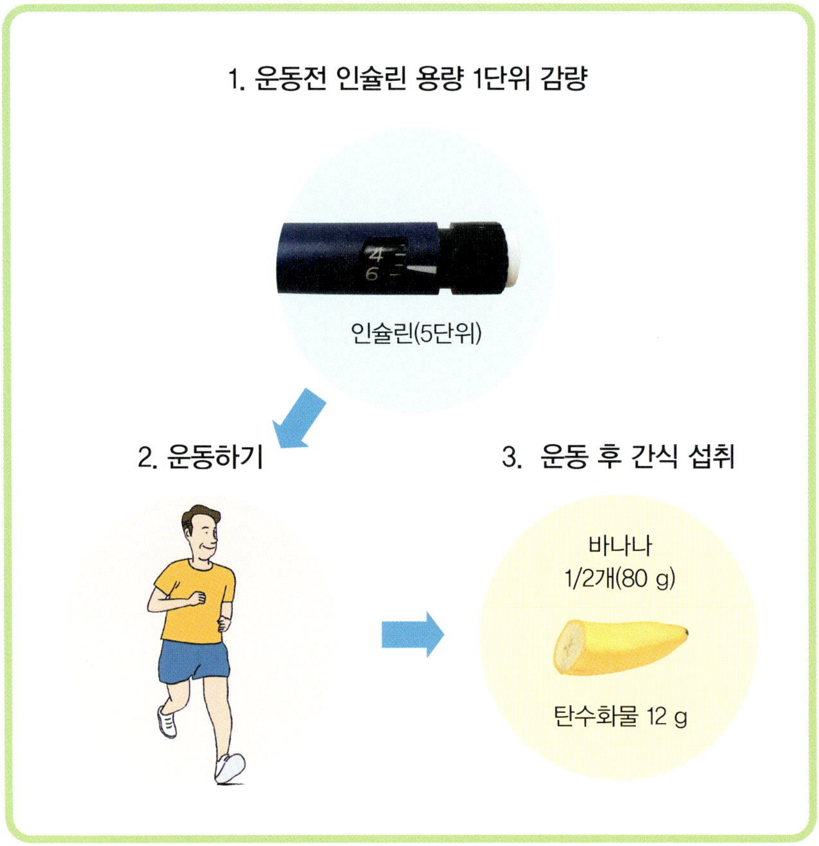

1. 운동전 인슐린 용량 1단위 감량

인슐린(5단위)

2. 운동하기

3. 운동 후 간식 섭취

바나나 1/2개(80 g)

탄수화물 12 g

점검해 보세요

운동은 일반적으로 혈당을 낮추지만 다음과 같은 경우에는 운동 중, 운동 후 혈당이 상승 할 수 있습니다.

인슐린 부족

인슐린 부족은 운동 중 혈당 상승의 가장 흔한 원인입니다. 예를 들어 아침 공복 혈당이 250 mg/dL 이상이라면 이는 인슐린이 부족하여 혈당이 높은 상황이고 이때 운동을 하게 되면 간에서 오히려 포도당을 방출하기 때문에 혈당이 상승할 가능성이 높습니다. 공복 혈당이 높을 때는 운동을 미루는 것이 좋습니다.

무산소 운동

100 m 달리기나 역도와 같이 짧고 강렬한 무산소 운동을 하면 에피네프린 수치가 높아져 포도당이 빠르게 혈액으로 방출됩니다. 에피네프린은 포도당 생성을 정상보다 7~8배 높일 수 있지만, 세포 내 포도당 섭취는 3~4배만 증가시키므로 혈당이 오를 수 있습니다.

점검해 보세요

운동 경기

수영 대회, 10 km 달리기 또는 장거리 자전거경주와 같은 경기에서는 많은 양의 스트레스 호르몬이 방출됩니다.

스트레스 호르몬은 이러한 경쟁적인 상황에서 다량의 포도당을 방출합니다. 건강한 사람은 이 균형을 맞추기 위해 인슐린을 빠르게 분비하지만 당뇨인은 인슐린 분비가 적절하게 되지 않으므로 식사를 하지 않아도 혈당이 빠르게 상승하는 것을 볼 수 있습니다.

탈수

더운 날씨 또는 격렬한 운동 중에는 심한 탈수로 인해 혈당검사에서 실제 혈당보다 높게 나올 수 있습니다.

소변색이 진하게 보인다거나 갈증을 느끼는 것은 탈수의 징후일 수 있고 이때 혈당이 높게 나온다면 당분이 포함되지 않은 음료(예: 보리차, 생수)를 충분히 마시고 20분 후 혈당을 다시 측정해 봅니다. 혈당이 계속 높다면 초속효성 인슐린을 추가 주사할 수 있습니다.

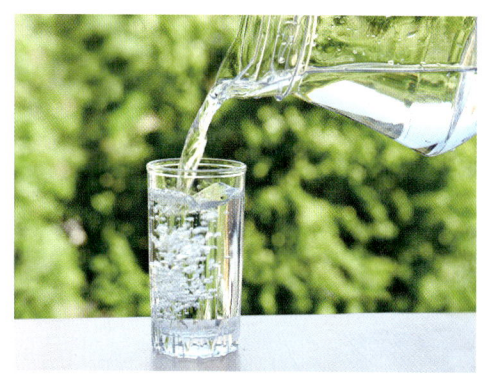

Chapter 6

갑작스러운 혈당 변화

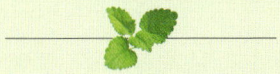

연속혈당측정기를 사용하면 갑작스러운 혈당의 변화를
신속히 파악할 수 있습니다. 혈당에 영향을 주는 다양한 변동 요인을 알고,
이를 대처하여 고혈당과 저혈당에 예방하도록 합니다.

1. 스트레스
2. 수면
3. 부신피질호르몬제
4. 감염 및 통증
5. 생리
6. 불규칙한 스케줄
7. 궁금해요

스트레스

스트레스는 혈당조절에 문제를 유발할 수 있는 요인으로 관리가 매우 중요합니다. 스트레스가 지속되면 코티졸 호르몬이 분비됩니다. 코티졸 호르몬은 식욕을 증가시키고, 지방을 축적시키며, 인슐린 작용을 방해하여 혈당을 올립니다. 이러한 호르몬의 영향으로 과식, 불규칙한 식사를 하게 되어 혈당조절을 더욱 어렵게 합니다.

스트레스를 방치한 상태로 참거나 음주, 흡연, 과식 등 부정적인 방법으로 대처하다 보면 결국 스트레스가 누적되어 짜증, 신경질, 분노 등이 생기고 혈당은 더 올라가게 됩니다. 갑작스런 스트레스(예: 교통사고)는 인지하기 쉽지만 만성적인 스트레스(가족이나 친구의 심한 질병 및 죽음, 직장 문제, 대인관계 문제)는 혈당조절에 상당한 영향을 끼칠 수 있는데도 잘 인지하지 못하여 방치한 상태로 지내기 쉽습니다.

연속혈당측정기를 통해 스트레스가 혈당에 미치는 영향을 확인해보고 긍정적인 스트레스 대처 방법을 실천하도록 합니다.

- 스트레스는 긍정적인 대처 방법으로 해결합니다.
  예: 심호흡, 명상, 근육 이완법, 운동, 음악 듣기 등
- 주 5회 이상 운동(걷기, 자전거 타기, 수영 등)을 합니다.
- 가족, 친구 들과 만나서 즐거운 시간을 보냅니다.
- 충분한 수면과 휴식을 취합니다.

수면

수면은 일반적으로 밤 11시에 취침하여 아침 7시에 기상하는 것이 가장 이상적이며, 하루에 7~8시간 정도 충분한 수면을 취하는 것이 좋다고 합니다.

수면 부족은 혈압을 높이며, 스트레스를 높여 과식을 유발하기 때문에 비만, 혈중 콜레스테롤 농도, 혈당을 모두 증가시키게 됩니다.

충분한 수면은 건강한 생활을 위해 절대적으로 필요한 요소입니다. 수면이 부족한 날에는 연속혈당측정기로 평소의 혈당 수치와 어떤 차이가 있는지 변화를 관찰하여 보세요. 숙면에 도움이 되는 생활습관을 실천하여도 3주 이상의 불면증이 계속되면 진료 시 문의하도록 합니다.

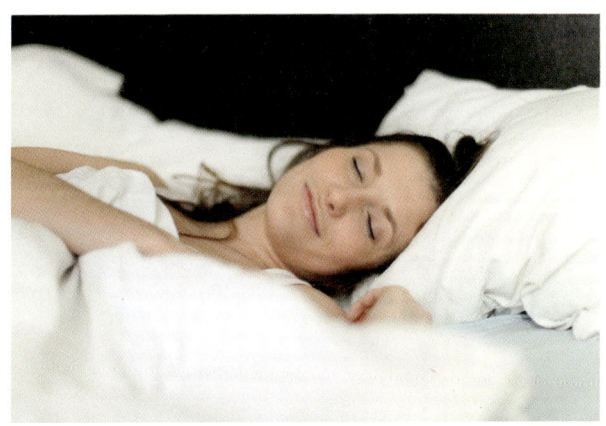

수면

숙면을 위한 Tip

❶ 취침 시간과 기상 시간을 일정하게 유지합니다. 가능한 12시 이전에 잠자리에 드는 것이 좋습니다.

❷ 수면을 방해하는 생활습관을 개선합니다.
- 카페인이 든 음식은 피합니다.
  예: 커피, 녹차, 홍차, 초콜릿 등 카페인이 함유된 차는 하루에 1잔 정도만 오전 10시 이전에 마십니다.
- 취침 전 숙면을 방해하는 습관은 피합니다.
  예: TV 시청, 컴퓨터, 스마트폰 사용, 술, 담배 등
- 야식은 위장관 운동에 부담을 주어 수면을 방해하므로 피합니다.
- 낮잠을 피합니다. 식후에 너무 졸린다면 운동을 한 후 10~15분 정도만 자도록 합니다.

❸ 편안한 수면 환경을 유지합니다. 침실은 어둡고, 조용하고 편안한 실내온도가 유지되도록 합니다. 귀마개나 눈가리개를 사용하는 것도 좋고, 편안한 베개를 선택합니다.

❹ 낮 동안에 충분한 햇빛과 적절한 활동을 합니다.

❺ 취침 전 가벼운 스트레칭 체조를 합니다. 취침 전 격렬한 운동은 오히려 숙면을 방해할 수 있습니다.

부신피질호르몬제

부신피질호르몬제는 흔히 '스테로이드'라고 불리는 호르몬제로 많은 질환의 치료제로 이용하고 있습니다. 관절염, 관절 통증, 기관지 천식, 신경통, 각종 피부질환, 전신 알레르기, 알레르기 반응, 염증, 루푸스 질환 등에 종종 처방합니다.

부신피질호르몬제는 인슐린 작용을 방해하기 때문에 혈당을 상승시켜 당뇨병을 일으키거나 악화시킬 수 있습니다.

스테로이드는 치료 시작 시점부터 인슐린 요구량을 높이고 치료 후 수일이 지나면 서서히 그 효과가 사라집니다. 따라서 스테로이드 시작 직후 빠르게 오르는 혈당을 조절하기 위해 약물요법만 하던 분도 인슐린 치료가 필요할 수도 있고, 인슐린 치료를 하고 있는 경우에는 혈당 상태에 따라 인슐린 용량 및 종류와 횟수도 조정해야 할 수 있습니다.

스테로이드로 인해 높아진 혈당을 낮추기 위해서는 인슐린 용량을 상당히 높여야 하며, 하루 총 인슐린 용량은 종종 평소의 두 배 이상 늘어날 수도 있습니다. 따라서 경구, 주사, 비강용 등 스테로이드 약제가 필요한 상황이 되면, 의사와 상의해야 합니다.

스테로이드로 인하여 인슐린 주사를 처음 시작한 경우에는 스테로이드를 감량하다 중단하면 수 일에 걸쳐 인슐린 용량을 서서히 줄여 나가다가 중단할 수 있습니다.

외상이나 통증 치료를 위해 관절 내 스테로이드 주사를 하면 혈당 상승 효과가 더 오래 지속됩니다. 스테로이드의 영향에 따라 1~3주 가량

부신피질호르몬제

인슐린 요구량이 높아져 있을 수 있습니다.

단기간 스테로이드 치료를 하는 동안은 연속혈당측정기로 혈당 수치를 자주 확인하여 혈당의 변동에 잘 대처하는 것이 필요합니다.

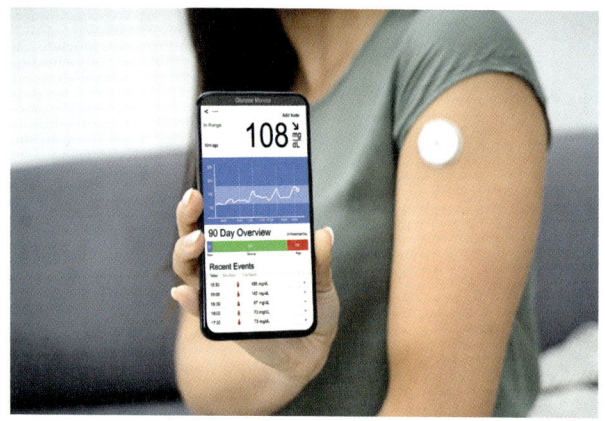

감염 및 통증

감염

감염은 스트레스 호르몬 및 종양괴사인자, 사이토카인과 같은 염증 인자를 방출시켜 인슐린 저항성을 증가시키므로 인슐린 용량을 늘려야 합니다. 세균 감염(폐렴, 연쇄상구균 인두염, 매복치아, 방광염, 부비동염 등)은 하루 총 인슐린 요구량을 2~3배 가량 높일 수 있습니다.

  항생제 치료를 하면 세균 감염이 치료되어 추가로 발생한 인슐린 저항성이 사라짐에 따라 수일에 걸쳐 인슐린 요구량도 평소 수준으로 돌아옵니다.

통증

통증은 고혈당의 원인으로 충분히 인식되지 못하고 있지만, 통증이 심할수록 더 많은 인슐린이 필요하게 됩니다. 외상이 신체에 가해지면 염증 물질이 방출되고 인슐린 저항성이 증가하므로 이를 대처하기 위해서는 인슐린 치료 시 인슐린을 증량해야 합니다.

  만성 통증은 지속적으로 더 많은 인슐린을 필요로 하기 때문에 적절한 의학적 조치로 통증을 없애거나 줄여야 하므로 진료 시 문의하도록 합니다.

생리

생리가 시작되기 4~6일전부터 혈당 수치가 오르기 시작하고, 생리 2~3일 전에 절정에 달하였다가 생리가 시작되면 혈당이 빠르게 평소처럼 돌아옵니다.

생리 전에 혈당이 높아지지 않도록 하기 위해서는 적절하게 인슐린 용량을 조정해야 합니다. 일반적으로는 장시간형 인슐린 용량을 증량하고, 탄수화물 계수를 낮추어 초속효성 인슐린 용량도 증량해야 하며, 추가 주사 시 교정 계수를 낮추어 주사 용량을 평소보다 늘리는 것을 고려합니다.

적절한 인슐린 용량 조정을 위해서는 몇 번의 시행착오를 통해 생리 전에 인슐린 용량을 얼마나 늘려야 하는지 찾는 노력이 필요합니다. 생리가 시작되면 종종 혈당이 빠르게 안정되지만 어떤 경우에는 생리가 시작되고 이틀 정도 지나야 인슐린 용량이 줄어들 수 있습니다.

연속혈당측정기의 이벤트에 인슐린 용량, 생리, 기분 상태 등을 표시하여 점검하도록 합니다.

불규칙한 스케줄

식사, 운동, 근무 시간이나 학교 스케줄이 일정하지 않으면 혈당을 관리하기가 어려울 수 있습니다.

연속혈당측정기를 통해 불규칙한 생활습관이 혈당에 어떻게 영향을 주는지 살펴보세요. 반대로 아침, 점심, 저녁 골고루, 알맞게 식사하고 운동을 하면서 살펴보면 혈당이 안정화되는 경험을 할 것입니다.

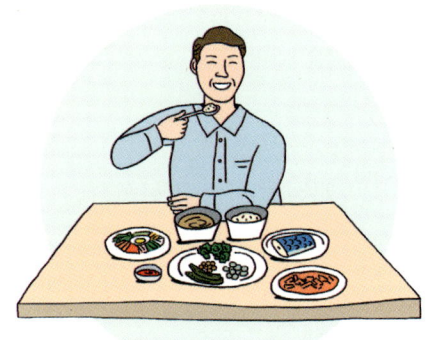

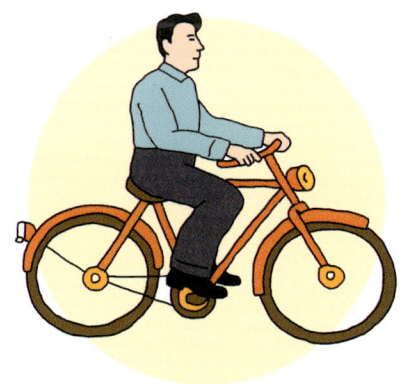

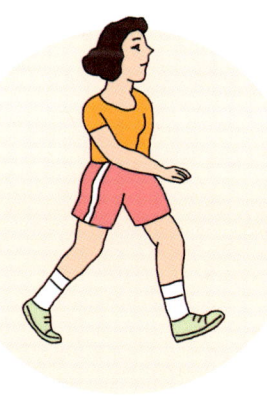

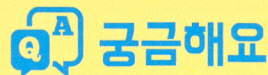 **궁금해요**

Q 아픈 날에는 어떻게 관리하나요?
A 아픈 날의 관리는 다음과 같이 합니다.

❶ 인슐린 주사 또는 경구혈당강하제는 평소대로 유지합니다.
급성 질환 시에는 인슐린에 대한 길항 호르몬 증가로 인슐린과 경구혈당강하제의 요구량이 더 증가할 수 있습니다. 그러므로 평소 하던 약물치료를 그대로 유지해야 하며, 혈당 수치가 계속 높고 케톤*이 나오는 경우는 초속효성 인슐린을 추가하거나 약물을 조정해야 할 수 있습니다.

❷ 충분한 수분과 적당량의 탄수화물을 섭취합니다.
탈수 예방을 위해 적당한 양의 수분(시간당 240 mL)을 섭취합니다. 단백질이나 지질 분해를 방지하기 위해서 적어도 1일 150~200 g 정도의 탄수화물(매 시간마다 15 g 또는 3~4시간마다 45~50 g) 섭취가 필요합니다. 탄수화물 섭취가 부족하면 케톤산증이 발생할 수 있습니다.

❸ 충분히 휴식을 취합니다.

* **케톤** : 혈당을 에너지원으로 사용하지 못하여 지방을 에너지원으로 사용하였을 때 생성되는 지방분해 산물입니다.

궁금해요

Q 병원에 방문해야 하는 경우는?

A 다음은 즉각적인 진료 및 치료가 필요한 상황입니다.

❶ 특별한 이유없이 공복 혈당이 240 mg/dL 이상 지속되는 경우
❷ 저혈당으로 의식이 없는 경우
❸ 심한 탈수가 있는 경우
❹ 호흡곤란이 있는 경우
❺ 6시간 이상 지속적인 설사, 구토, 복통이 있는 경우

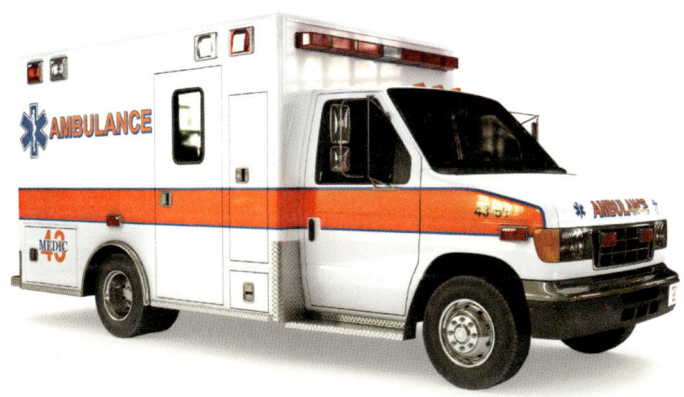

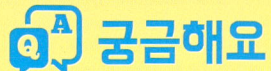 궁금해요

Q 당뇨병성 케톤산증이 무엇인가요?

A 당뇨병성 케톤산증은 고혈당으로 인한 상대적인 인슐린 결핍 및 인슐린 길항 호르몬의 증가로 인해 지방조직에서 지방분해를 증가시키고 그 결과 간에서 지방산의 증가를 초래하여 발생합니다.

당뇨병성 케톤산증은 심각한 감염(예: 폐렴, 요로 감염, 패혈증 등), 동반질환(예: 뇌졸중, 급성 심근경색, 급성 췌장염, 신부전증 등), 혈당을 올리는 약제(예: 스테로이드제)를 투약하는 경우, 인슐린 주사를 하지 않아 인슐린이 부족한 경우에 발생합니다.

소변검사에서 중등도 또는 과량의 케톤이 검출되면 탈수가 될 수 있으므로 수분섭취를 충분히 해야합니다. 또한 케톤 생성을 중단하고, 혈당조절, 전해질 정상화를 위해서는 인슐린 치료 및 용량 조정이 필요하므로 병원에 문의하도록 합니다.

다음과 같은 케톤산증 증상 중 의식 상태 변화, 호흡곤란 같은 중증 상태에서는 즉시 응급실을 방문해야 합니다.

케톤산증의 증상

- 다뇨, 다갈, 공복감, 감기와 같은 증상, 복부 통증, 피로감, 전신 쇠약감, 미식거림, 구토, 호흡할 때 과일향 또는 아세톤 냄새, 깊고 빠른 호흡, 집중력 저하, 의식 상태 변화 등

궁금해요

Q 혈당에 영향을 주는 요인은 무엇인가요?

A 혈당에 영향을 주는 요인은 식사, 운동, 약물요법 뿐만 아니라 다양합니다. 다음의 요인들이 혈당에 어떻게 영향을 주는지 연속혈당측정기를 통해 점검하여 대처해 보세요.

식사
식사 시간, 간식 시간
식사의 종류와 양
식사 속도

약물요법
경구혈당강하제 복용량 및 시간
인슐린 주사 시간
인슐린 종류 및 인슐린 용량
약물로 인한 빈번한 저혈당 경험

운동
운동의 종류
운동 강도와 운동 시간
하루 중 운동하는 시간
운동 전 혈당 수치
이전 운동 여부(같은 날 또는 전날)
평소 활동과 새로운 활동

기타
스트레스
수면
혈당을 올리는 약제 복용
감염 및 통증
생리 주기
불규칙한 스케줄
임신
당뇨병 합병증
최근의 체중 감소나 증가

다회 인슐린 치료를 하는 경우 인슐린 용량 조정을 위해 자가혈당측정은 적어도 하루 4~7회 권고하고 있습니다. 연속혈당측정기는 혈당 측정에 따른 번거로움을 줄여주고, 혈당 패턴을 쉽게 파악할 수 있어 보다 효과적으로 혈당조절을 할 수 있습니다.

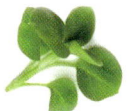
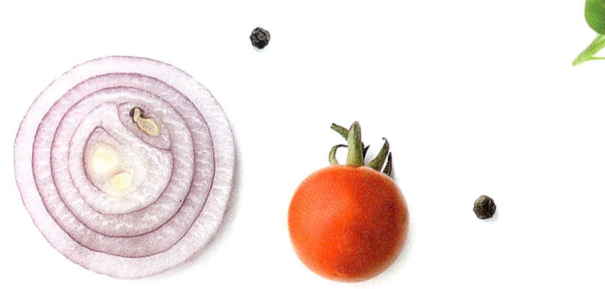

Chapter 7

다회 인슐린 치료와 연속혈당측정기

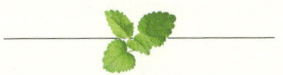

1. 왜 두가지 종류의 인슐린을 여러 번 주사해야 하나요?

2. 장시간형 인슐린이란?

3. 장시간형 인슐린 용량 조정은?

4. 초속효성 인슐린이란?

5. 초속효성 인슐린 용량 조정은?
   ❶ 초속효성 기준 용량 찾기
   ❷ 교정 용량 찾기
   ❸ 추세 화살표를 이용한 교정 용량 적용하기

6. 점검해 보세요

왜 두 가지 종류의 인슐린을 여러 번 주사해야 하나요?

우리 몸은 에너지 대사를 유지하기 위해 24시간 지속적으로 인슐린을 분비합니다. 또한 식사를 하면 영양분에 비례하여 충분한 인슐린이 분비됩니다. 다회 인슐린 주사는 정상인의 인슐린 분비와 비슷하게 약효가 나타날 수 있도록 약효가 다른 2가지 종류의 인슐린을 사용합니다. 장시간형 인슐린은 하루 종일 일정하게 작용하므로 하루에 한 번 주사하여 잠자는 동안과 식사 때 주사한 초속효성 인슐린 효과가 떨어지는 식후 4~5시간 이후부터 혈당을 주로 조절합니다.

초속효성 인슐린은 약효가 빠르게 작용하여 4~5시간 지속하므로, 한 끼 식사의 영양분을 모두 에너지원으로 이용될 수 있도록 작용합니다. 따라서 식사하기 15분 전~식사 직전에 주사하여 식후에 급격한 혈당 상승을 막아주고, 다음 식전 혈당을 목표 범위 내로 유지되게 합니다. 다회 인슐린 주사 시 연속혈당측정기를 효과적으로 활용하면 저혈당을 예방하고 혈당을 목표 범위 내로 잘 유지할 수 있습니다.

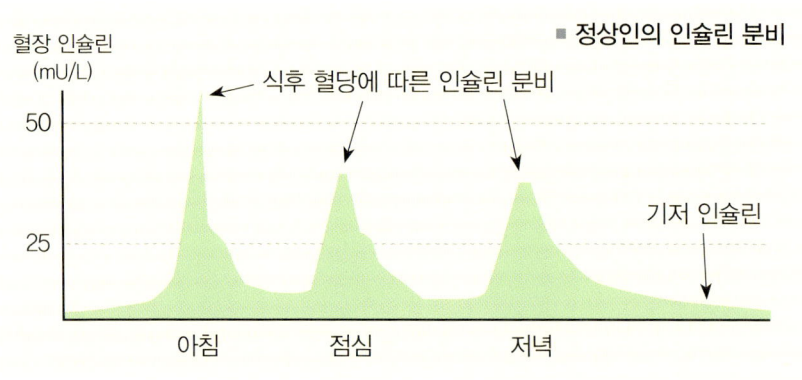

장시간형 인슐린이란?

장시간형 인슐린은 하루 종일 일정한 양의 인슐린을 공급하여 밤에 잠자는 동안과 식전 혈당을 주로 조절합니다.

작용 시간

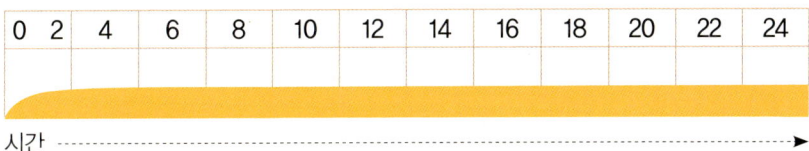

시간

주사 횟수 및 주사 시간

하루에 한번, 가능한 같은 시간에 주사합니다.

종류 및 외형

종류(상품명)	외 형
레버미어 (디터미어)	
트레시바 (데글루덱)	
란투스 (글라진 U-100)	
투제오 (글라진 U-300)	

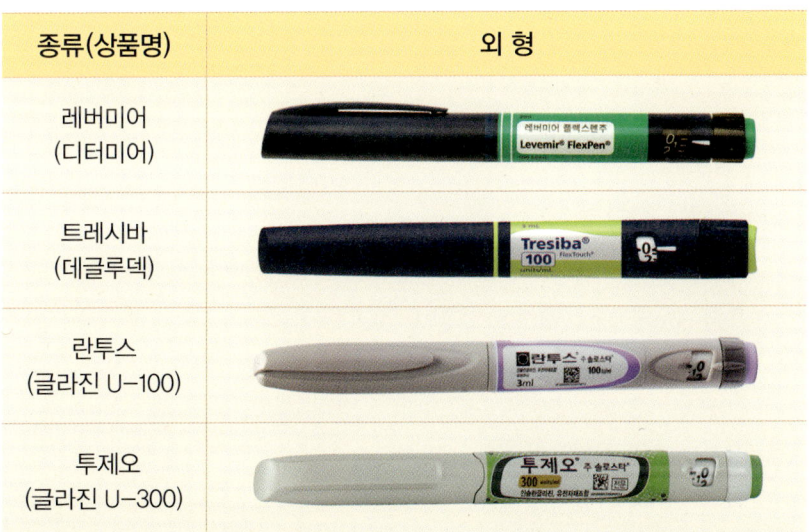

장시간형 인슐린 용량 조정은?

장시간형 인슐린 용량은 저녁 식후 4시간째(취침 전) 혈당과 아침에 식사하기 전 혈당을 측정하여 다음과 같이 조절합니다.

❶ 아침 식전 혈당이 100~140 mg/dL 사이이면 전날 용량 그대로 주사합니다.

예: 10단위를 주사하는 경우 전날 용량 그대로 10단위 주사

❷ 아침 식전 혈당이 2~3일 연속 140 mg/dL 이상이면 전날 용량에서 10~20 %(1~2단위) 늘려 주사합니다.

예: 10단위를 주사하는 경우 2~3일 연속 140 mg/dL 이상이면 12단위로 늘려 주사

❸ 아침 식전 혈당이 100 mg/dL 미만이면 오늘부터 전날 용량에서 10~20 %(1~2단위) 줄여 주사합니다.

예: 10단위를 주사하는 경우 오늘부터 8단위로 줄여 주사

❗ 이것만은 알아 둡시다

- 잠자는 동안 저혈당이 없고 용량 조정이 익숙해지면 아침 공복 혈당 목표를 90~130 mg/dL으로 조정해 봅니다.
- 저녁 식후 4시간째(취침 전) 혈당과 아침 식전 공복 혈당의 차이가 가능한 크지 않도록 (±20 mg/dL 이내) 조절하는 것이 좋습니다.
- 잠자는 동안 저혈당이 발생하면 반드시 전날 용량에서 20 %(3~4단위) 줄여 주사해야 합니다.

점검해 보세요

1 밤새 혈당이 목표 범위 내에서 일정하게 유지되는 혈당 패턴

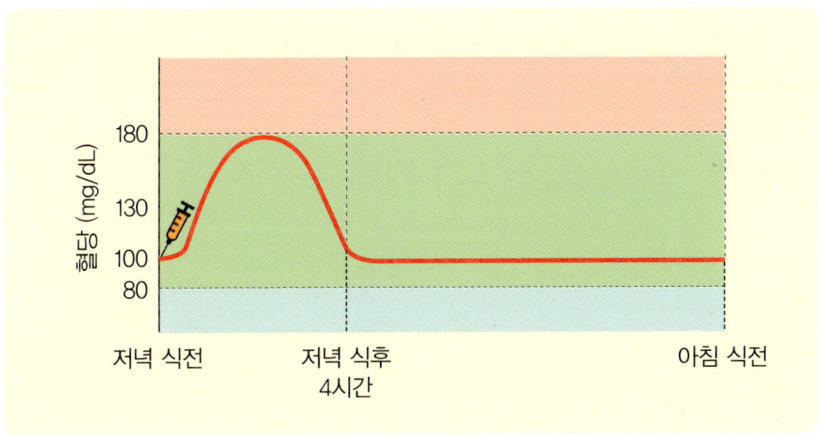

혈당 패턴에 따른 장시간형 인슐린 용량 조정
➡ 장시간형 인슐린 용량은 적당 : **전날 용량 그대로 유지**

- 저녁 식사 4시간 후부터 아침 식전까지 밤새 혈당의 변동 폭이 ±20 mg/dL로 잘 유지되면 '이상적인 야간 혈당 패턴' 입니다.
- 전날 주사한 장시간형 인슐린 용량이 적당하므로 전날 용량 그대로 주사합니다.

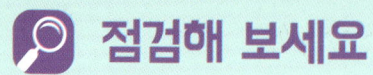
점검해 보세요

2 밤새 점진적으로 혈당이 떨어져 아침 공복 혈당이 목표 범위보다 낮은 혈당 패턴

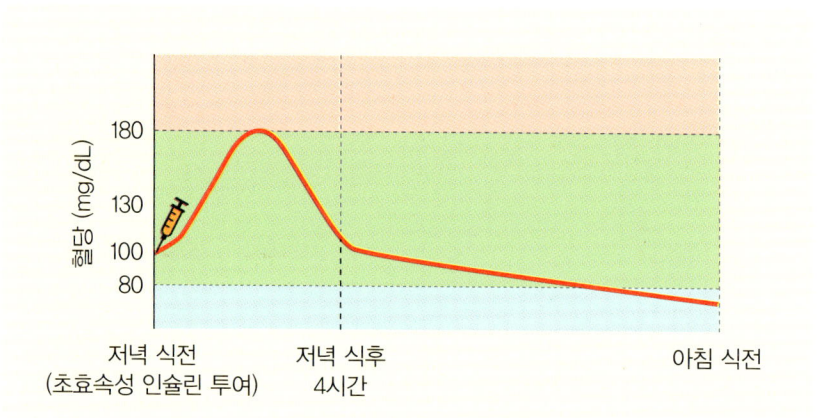

혈당 패턴에 따른 장시간형 인슐린 용량 조정
➡ 장시간형 인슐린 용량이 많음 : 전날 용량에서 10~20 % 줄이기

- 아침 식사하기 4시간 전부터 저혈당이 발생한다면 장시간형 인슐린 용량이 너무 많은 것입니다. 장시간형 인슐린을 오늘부터 전날 용량에서 10~20 % 줄여 주사합니다.
- 야간에 혈당이 떨어지는 생활습관을 점검하여 개선해 보세요.
  - 늦은 밤에 간식없이 운동을 하였는지?
  - 저녁 식사 시 단백질 섭취량이 부족하였는지?
  - 저녁에 과음을 하였는지?

점검해 보세요

3 저녁 식후 혈당이 지속해서 높고 밤새 혈당이 큰 폭으로 떨어져서 아침 식전 혈당이 목표 범위 내에 들어오는 혈당 패턴

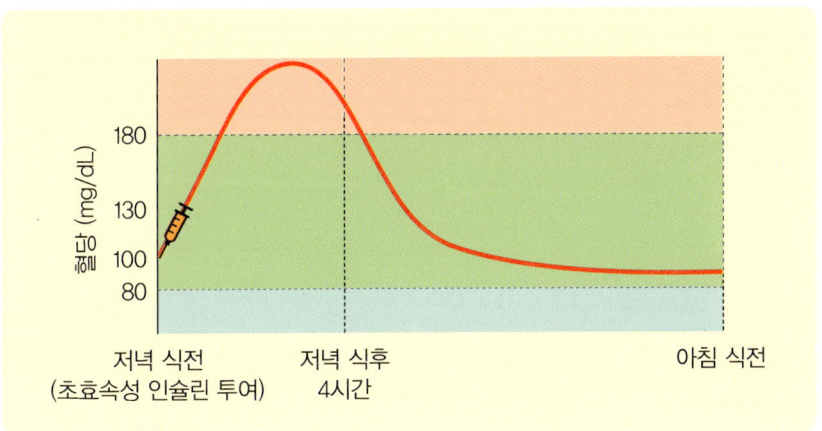

혈당 패턴에 따른 장시간형 인슐린 용량 조정
➡ 장시간형 인슐린 용량이 많음 : 전날 용량에서 10~20 % 줄이기

- 장시간형 인슐린 용량이 많아 밤새 혈당이 많이 떨어지므로 장시간형 인슐린은 오늘부터 전날 용량에서 10~20 % 줄여 주사합니다.
- 저녁에 초속효성 인슐린 용량이 부족하여 저녁 식후 4시간째 혈당이 식전 혈당보다 30 mg/dL 이상 높은 상태이므로 저녁 초속효성 인슐린 용량을 0.5~1단위 정도 늘립니다.

심화 감량할 장시간형 인슐린 용량 = $\dfrac{\text{취침 전 혈당} - \text{아침 식전 혈당}}{\text{교정 계수}} \times 2$

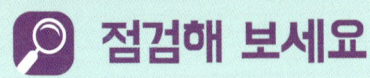

점검해 보세요

4 2~3일 연속 밤 동안 혈당 상승하여 아침 공복 혈당이 목표 범위 보다 높은 혈당 패턴

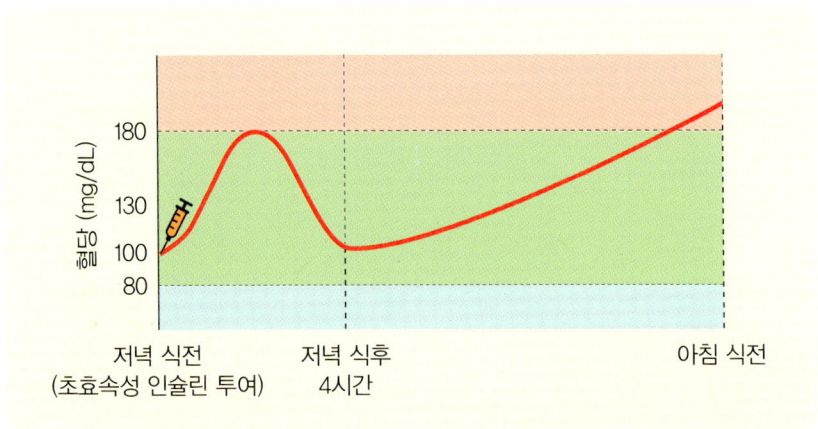

혈당 패턴에 따른 장시간형 인슐린 용량 조정
➡ **장시간형 인슐린 부족 : 전날 용량에서 10~20 % 늘리기**

- 저녁 식사 시 단백질, 지방 섭취량이 많았는지 점검해 보세요. 단백질과 지방을 과다 섭취하면 2시간 이후부터 뒤늦게 혈당이 상승합니다. 단백질과 지방을 특별하게 더 먹어서 상승한 경우에는 식습관을 먼저 개선합니다.
- 생활습관에 문제가 없다면 장시간형 인슐린 용량이 부족한 것이므로 장시간형 인슐린을 오늘부터 전날 용량에서 10~20 % 늘려 주사합니다.

점검해 보세요

5 야간에 혈당이 목표 범위 내로 유지되다가 새벽에 혈당이 상승하여 아침 공복 혈당이 목표 범위보다 높은 혈당 패턴

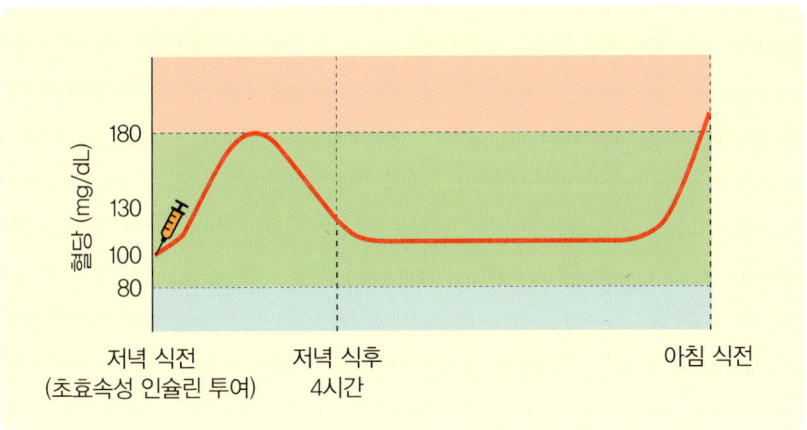

혈당 패턴에 따른 장시간형 인슐린 용량 조정
➡ 장시간형 인슐린 용량은 적당 : **전날 용량 그대로 유지**

- 야간 저혈당 없이 새벽 4시부터 성장 호르몬과 코티솔 분비 증가로 인하여 혈당이 상승하는 현상(새벽현상)입니다. 장시간형 인슐린 용량은 적당하므로 전날 용량 그대로 유지합니다.
- 새벽에 상승하는 혈당을 조절하기 위해서는 인슐린 펌프를 고려해 볼 수 있습니다.

초속효성 인슐린이란?

초속효성 인슐린은 식사에 따른 인슐린 분비와 유사하게 작용하여 식후와 다음 식전까지의 혈당을 조절합니다.

작용 시간 초속효성 인슐린 용량이 많은 경우(10단위 이상)는 약효가 더 오래 지속됩니다.

0	2	4	6	8	10	12	14	16	18	20	22	24

시간 ──────────────────────────▶

작용 시간 식사 횟수만큼 주사하며 식사 직전~15분 전에 주사합니다.

종류 및 외형

종류(상품명)		외 형
펜형	피아스프(아스파트)	
	룸제브	
	노보래피드(아스파트)	
	애피드라(글루리신)	
	휴마로그(리스프로)	
	휴마로그 HD(리스프로)	

초속효성 인슐린 용량 조정은?

기존의 자가혈당측정기는 측정 시점의 혈당만 알 수 있으므로 초속효성 인슐린 주사 용량을 결정할 때 기준(식사) 용량과 식전 혈당 수치에 따른 교정 용량만을 고려하여 계산하였습니다. 그러나 연속혈당측정기는 추세 화살표를 보여 주어 혈당이 어떻게 변화할 지 알려줍니다. 그러므로 초속효성 인슐린 주사 용량을 결정할 때는 기존 방법에 추세 화살표를 참고로 혈당 변화율에 대한 교정 용량도 함께 고려할 수 있어 보다 정확한 주사를 할 수 있게 되었습니다.

자가혈당측정을 통한 초속효성 인슐린 용량 조정

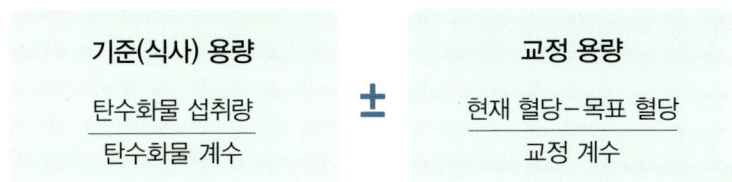

연속혈당측정을 통한 초속효성 인슐린 용량 조정

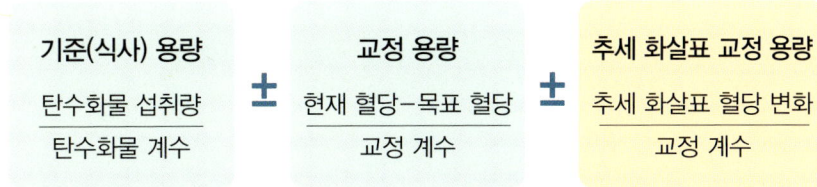

초속효성 인슐린 용량 조정은?

1 초속효성 기준 용량 찾기

기준 용량은 한 끼 식사 속의 영양분(주로 탄수화물)을 에너지로 전환하기 위해 사용되는 초속효성 인슐린의 양입니다. 따라서 항상 식사량이 일정한 경우에는 같은 양의 기준 용량만 주사하면 됩니다. 그러나 실생활에서 항상 똑같은 양의 탄수화물만 섭취하는 것은 어렵습니다. 따라서 가능한 일정한 양의 탄수화물을 규칙적으로 섭취하도록 노력하되 평소보다 탄수화물을 더 먹거나 적게 먹을 경우에는 초속효성 인슐린 용량을 그에 맞추어 변경해야 합니다.

총 탄수화물 섭취량은 초속효성 인슐린 용량을 결정하는 지표입니다. 따라서 영양교육을 통해 어떤 식품에 탄수화물이 함유되어 있는지 배우고, 식사 시 섭취한 탄수화물 양을 스스로 계산하여 초속효성 인슐린 용량을 조정할 수 있어야 합니다.

1단계 : 식사 시 탄수화물 함유 식품 찾기

2단계 : 식사 시 총 탄수화물 섭취량 계산하기

3단계 : 탄수화물 계수(인슐린 대 탄수화물 비) 알기
초속효성 인슐린 1단위가 조절할 수 있는 탄수화물 양 (g)

초속효성 인슐린 용량 조정은?

1단계 – 식사 시 탄수화물 함유 식품 찾기

식사 시에는 주식인 밥 이외에 반찬, 국, 후식 등에도 탄수화물이 많이 포함되어 있습니다. 탄수화물을 과다 섭취하면 식후 혈당이 상승하므로 알맞게 먹는 것이 중요한데, 탄수화물이 많이 포함된 식품을 반찬으로 선택할 때는 밥 량을 줄여 총 탄수화물 맞추어 먹는 것이 필요합니다. 특히, 외식을 할 때는 숨어있는 탄수화물 함유 식품을 찾고 섭취하게 될 탄수화물 양이 어느 정도인지 찾아보는 습관을 갖도록 합니다.

- 탄수화물이 많이 함유된 반찬, 국, 찌개 등을 먹을 경우에는 섭취하게 될 탄수화물 양을 계산해보고 밥 량을 줄여 총 탄수화물 섭취량을 조절합니다. 예 : 감자탕을 먹을 경우

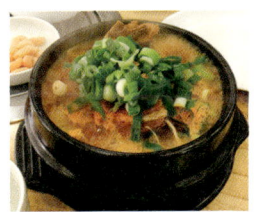

종류	식품군별 교환 단위 양	섭취하게 될 탄수화물 양 (g)
밥 1공기	곡류군 3단위	69
감자 1개	곡류군 1단위	23

- 탄수화물을 더 먹을 때는 탄수화물 계수를 이용하여 용량을 늘려 주사합니다.
- 탄수화물이 많이 포함된 메뉴를 먹을 때는 탄수화물 계산 시 주의가 필요합니다.

예: 떡국, 냉면, 쫄면, 막국수, 쌀국수, 잡채밥, 설렁탕, 묵사발

초속효성 인슐린 용량 조정은?

2단계 – 식사 시 총 탄수화물 섭취량 계산하기

식사 시 섭취할 음식의 탄수화물 함량을 계산합니다.

Q 식사 시 식빵 2장, 우유 1컵, 방울토마토 15개, 샐러드를 먹을 경우 총 탄수화물 섭취량이 얼마인지 계산해 보세요.

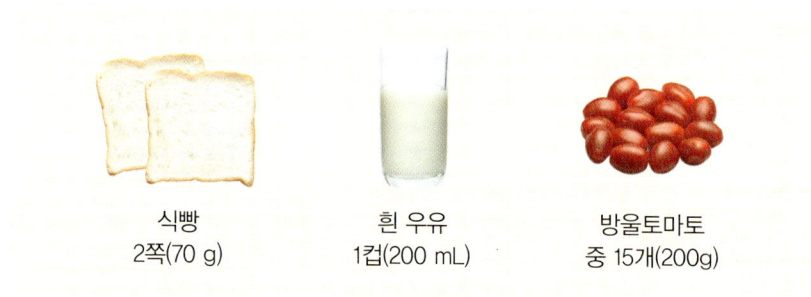

식빵
2쪽(70 g)

흰 우유
1컵(200 mL)

방울토마토
중 15개(200g)

A 각 식품에 따른 탄수화물 함량은 다음과 같으므로 섭취할 총 탄수화물 양은 **68 g** 입니다.

종류	식품군별 교환 단위 양	식품군별 1교환 탄수화물 양 (g)	섭취한 탄수화물 양 (g)
식빵 2장	곡류군 2단위	23	46
우유 1컵	우유군 1단위	10	10
방울토마토 15개	과일군 1단위	12	12

초속효성 인슐린 용량 조정은?

3단계 – 초속효성 인슐린 1단위가 조절할 수 있는 탄수화물 양 알기

초속효성 인슐린 1단위가 조절할 수 있는 탄수화물 양은 여러 가지 방법으로 확인할 수 있지만 개인차가 있으므로 연속혈당측정기를 통해 확인합니다.

❶ 체중을 이용하여 초기 탄수화물 계수 구하는 방법

초기에 탄수화물 계수 구하는 방법은 다음과 같습니다.

> 탄수화물 계수 = [5.7 × 체중 (kg)] ÷ 1일 총 인슐린 용량

Q 체중이 60 kg이고 1일 평균 총 30단위의 인슐린을 주사하고 있습니다. 탄수화물 계수를 계산해 보세요.

A 초기 탄수화물 계수 구하는 공식에 따라 다음과 같이 구합니다.

> [5.7 × 체중(60 kg)] ÷ 1일 총 인슐린 용량(30) = 11.4 g/U

탄수화물 계수는 반올림을 하면 약 11 g/U 입니다.

체중이 증가하여 비만하게 되면 인슐린 감수성이 떨어져 같은 양의 탄수화물을 섭취하여도 더 많은 초속효성 인슐린 용량이 필요합니다. 따라서 과체중인 경우 체중을 감량하면 탄수화물 계수를 높일 수 있습니다.

초속효성 인슐린 용량 조정은?

❷ **탄수화물 계수(=인슐린 대 탄수화물 비율) 공식을 이용하는 방법**

초속효성 인슐린 용량이 적합하다면 주사 후 탄수화물, 단백질, 채소를 골고루, 알맞게 섭취하였을 때 식후 4~5시간 혈당이 식전 혈당과 비슷하게 유지(±30 mg/dL 이내) 되고, 식후 혈당도 목표 범위 내로 유지됩니다. 혈당조절이 목표 범위 내로 유지되었을 때 다음과 같은 공식으로 계산하면 인슐린 1단위가 조절하는 탄수화물 양을 알 수 있습니다.

$$탄수화물\ 계수 = \frac{총\ 탄수화물\ 섭취량\ (g)}{초속효성\ 인슐린\ 용량(단위)}$$

예: 밥 1공기(탄수화물 69 g) 섭취할 때, 초속효성 5단위를 주사하고 목표 혈당 범위 내로 유지되는 경우 인슐린 1단위가 조절하는 탄수화물 양은?

$$탄수화물\ 계수 = \frac{섭취한\ 총\ 탄수화물\ 양\ 68\ g}{초속효성\ 인슐린\ 5단위} = 약\ 14\ g$$

인슐린 1단위 당 탄수화물 약 **14 g**을 조절할 수 있습니다.

나의 탄수화물 계수는? 1단위 : _____ g

초속효성 인슐린 용량 조정은?

❸ 초기 탄수화물 계수의 조절은?

탄수화물 계수는 식전과 식후 4~5시간의 혈당 차이가 30 mg/dL 이내일 때 가장 적절합니다. 식후 5시간 혈당이 식전보다 30 mg/dL 이상으로 떨어지거나 높아진다면 다음과 같이 탄수화물 계수를 조절합니다.

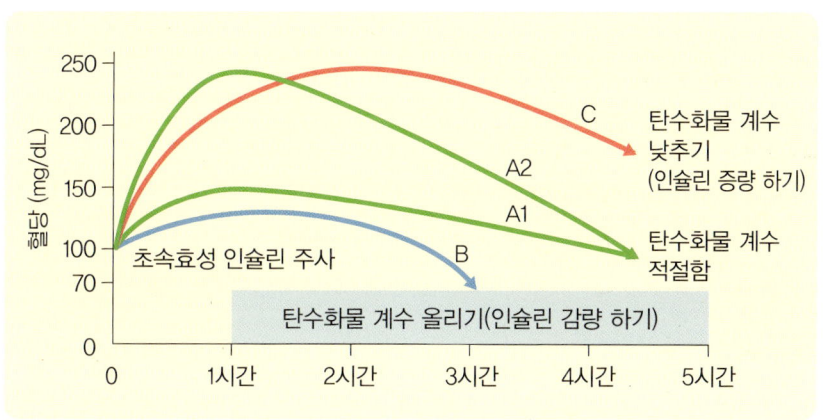

A1 유형 : 매우 적절

탄수화물 계수는 식후 혈당도 목표 범위 내로 유지되고, 식후 4~5시간도 목표 범위 내에서 잘 유지되므로 매우 적절합니다.

A2 유형 : 적절

식후 1시간 혈당이 급격히 상승했지만 식후 5시간은 목표 범위에 있으므로 탄수화물 계수는 적절합니다. 다만, 혈당의 급격한 상승을 막기 위해 초속효성 인슐린 주사를 식전 20분에 미리 맞거나 피아스프(Fiasp)

초속효성 인슐린 용량 조정은?

로 교체를 고려합니다. 또한 당지수가 낮은 탄수화물로 대체하거나 혈당을 급격히 올리는 식습관을 바꾸도록 합니다.

B유형 : 부적절
탄수화물 계수를 올립니다. 일반적으로 저혈당이 생기면 인슐린 1단위가 조절하는 탄수화물 양을 적게 생각한 것이므로 탄수화물 계수를 10 % 증량하거나 다음 표를 참고하여 탄수화물 계수를 높이도록 합니다.

C유형 : 부적절
식후 고혈당이 있고 식전과 식후 5시간의 혈당 차이가 30 mg/dL 이상인 경우 탄수화물 계수를 10 % 감량하거나 다음 표를 참고하여 탄수화물 계수를 낮추도록 합니다.

탄수화물 계수 조절하는 방법

현재 탄수화물 계수를 다음과 같이 올리거나 낮추어 조절합니다.

현재 탄수화물 계수	탄수화물 계수 조정 방법
< 5.0 g/U	±0.2~0.3 g/U
5~10 g/U	±0.3~0.5 g/U
10~15 g/U	±1.0 g/U
16~24 g/U	±1~2 g/U

점검해 보세요

나의 탄수화물 계수가 적합한 지 파악하기 위해서는 다음과 같이 총 탄수화물 섭취량과 운동, 인슐린 주사 용량을 기록하고 1시간 간격으로 혈당 변화와 추세 화살표를 그려봅니다. **식전과 식후 4~5시간의 혈당 차이가 ±30 mg/dL 이내 일 때 가장 적절한 탄수화물 계수입니다.**

탄수화물 계수 : ____ g/단위　　　　초속효성 인슐린 : ____단위

시간	시작 오전/오후 ____시	~1시간 오전/오후 ____시	~2시간 오전/오후 ____시	~3시간 오전/오후 ____시	~4시간 오전/오후 ____시	~5시간 오전/오후 ____시
추세 화살표						
혈당 (mg/dL)						
혈당 변화						

혈당상승: +150, +120, +90, +60, +30
시작 ____ mg/dL
혈당저하: -30, -60

목표 혈당

식사 속도: __분	식사 종류 - 구체적으로 적어보세요	탄수화물 (g)
		합계　　g
운동	운동 종류 및 시간 : ___분(또는 걸음수 ___보) 운동 강도 : 저강도　　중강도　　고강도	

점검해 보세요

Q 탄수화물 계수가 12 g인 경우, 밥 1공기(탄수화물 69 g)와 사과 1/2쪽(18 g)을 먹는다면 초속효성 인슐린은 몇 단위 주사해야 하나요?

A 탄수화물 계수로 계산하면 7.25단위로 반올림하여 **7.5단위 주사**

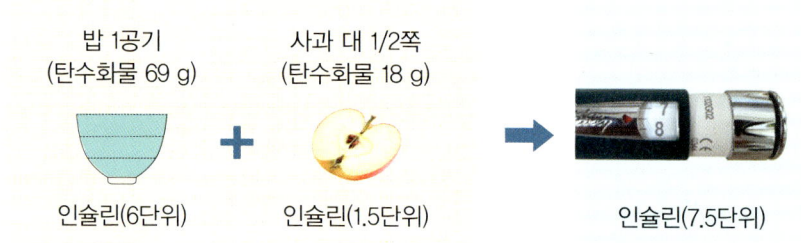

Q 탄수화물 계수가 12 g인 경우, 밥 2/3공기(46 g) + 사과 1/3쪽(12 g)을 먹는다면 초속효성 인슐린은 몇 단위 주사해야 하나요?

A 탄수화물 계수로 계산하면 4.8단위로 반올림하여 **5단위 주사**

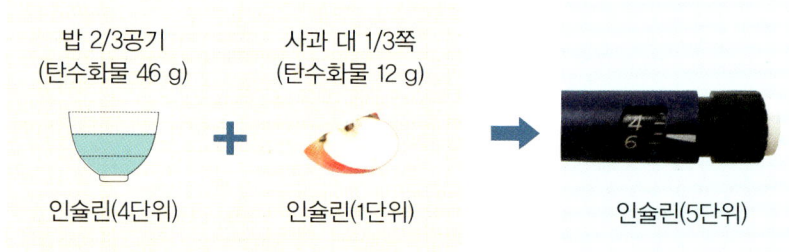

💡 탄수화물을 많이 먹으면서 그에 맞추어 인슐린을 계속 늘려 맞다 보면 체중이 증가되고, 인슐린 요구량도 증가하므로 주의가 필요합니다.

점검해 보세요

1 초속효성 인슐린 용량, 주사 시간이 적절한 이상적인 혈당 패턴

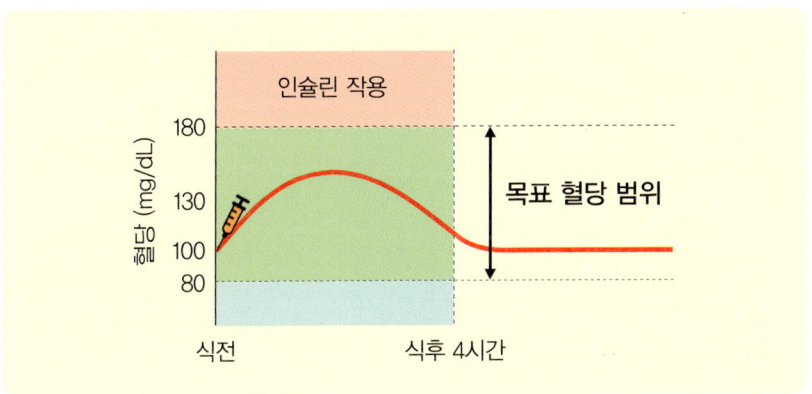

혈당 패턴에 따른 초속효성 인슐린 용량 조정
➡ 초속효성 인슐린 용량이 적당 : **전날 용량 그대로 유지**

탄수화물 섭취량에 따른 초속효성 인슐린 용량을 주사 후 탄수화물, 단백질, 채소를 골고루, 알맞게 섭취하였을 때, 식전 혈당과 식후 4~5시간 혈당이 비슷하게 유지(±30 mg/dL 이내)되고, 식후 혈당도 목표 범위 내로 조절되는 혈당 패턴을 보인다면 초속효성 인슐린 기준 용량은 적절한 것입니다.

$$\text{초속효성 기준 용량} = \frac{\text{총 탄수화물 섭취량 (g)}}{\text{탄수화물 계수 (g/U)}}$$

* 참고문헌 : Ajjan RA, Cummings MH, Jennings P, Leelarathna L, Rayman G, Wilmot EG. Optimising use of rate-of-change trend arrows for insulin dosing decisions using the FreeStyle Libre flash glucose monitoring system. *Diab Vasc Dis Res*. 2019;16(1):3-12.

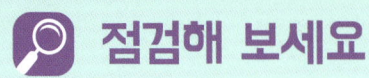
점검해 보세요

2 식후 4시간 혈당은 목표 범위지만 식후 1~2시간 혈당이 급격히 상승하여 목표 범위 초과하는 혈당 패턴

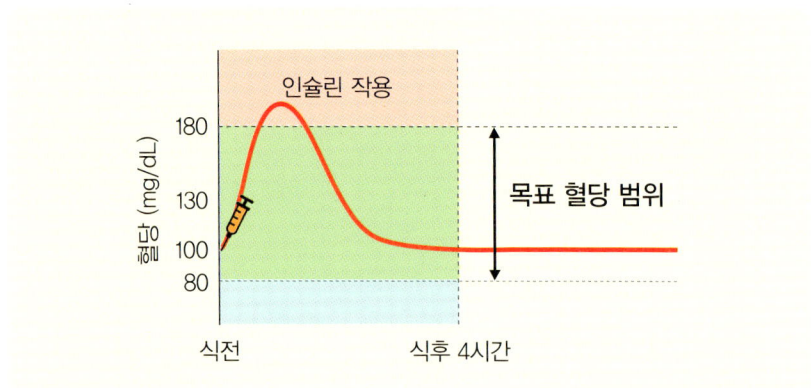

혈당 패턴에 따른 초속효성 인슐린 용량 조정
➡ 초속효성 인슐린 용량이 적당 : 전날 용량 그대로 유지

혈당을 빨리 올리는 탄수화물을 과식하였는지, 초속효성 인슐린을 식후에 주사하였는지 먼저 점검해 봅니다.
- 혈당을 천천히 올리는 식습관을 실천합니다.(p.89 참고)
- 초속효성 인슐린을 적어도 식사 15~20분 전에 주사합니다.
- 초속효성 인슐린(노보래피드, 휴마로그, 애피드라) 보다, 초기 1시간에 좀 더 강력한 혈당 강하 효과를 보이는 울트라 초속효성 인슐린(피아스프, 룸제브)을 고려할 수 있습니다.
- 2형 당뇨인의 경우 GLP-1저해제 또는 알파글루코시다제 저해제와 같이 소화를 늦추는 약제에 대해 진료 시 상의해 볼 수 있습니다.

점검해 보세요

3 식전 보다 식후 4시간 혈당이 상승하는 혈당 패턴

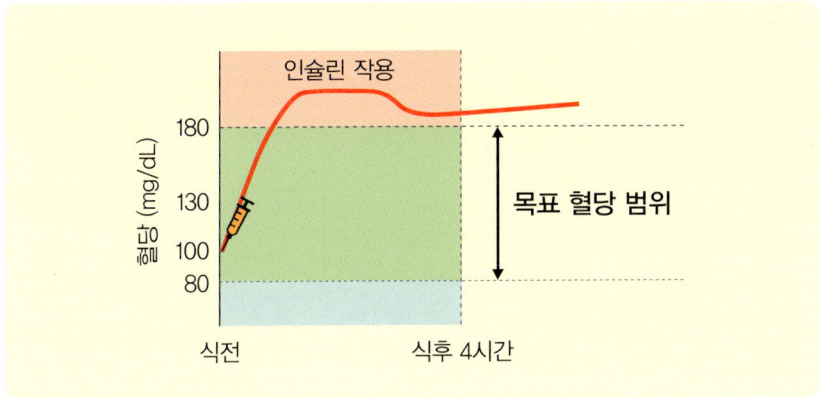

혈당 패턴에 따른 초속효성 인슐린 용량 조정
➡ **초속효성 인슐린 용량이 부족 : 전날 용량에서 늘리기**

- 고지방 고단백 식사를 하였는지 먼저 점검해 봅니다. 단백질과 지방의 과식으로 인한 일시적인 고혈당이면 먼저 식습관을 바꾸도록 합니다.
- 식습관을 잘하고 있음에도 불구하고 다음 식전 혈당이 식전 혈당보다 30 mg/dL이상 2일 연속 높다면 다음과 같이 부족한 인슐린 용량을 계산하여 해당 끼니의 초속효성 기준 용량을 0.5~2단위 정도 증량해 봅니다.

$$\text{부족한 인슐린 용량} = \frac{\text{식후 4시간 혈당} - \text{식전 혈당}}{\text{교정 계수}}$$

- 증량한 초속효성 인슐린 용량으로 다음 식전 혈당이 목표 범위내로 유지되면 탄수화물 계수를 낮춥니다.

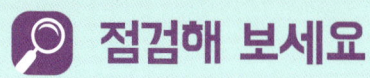

점검해 보세요

4 식전 보다 식후 4시간 혈당 감소 또는 저혈당 혈당 패턴

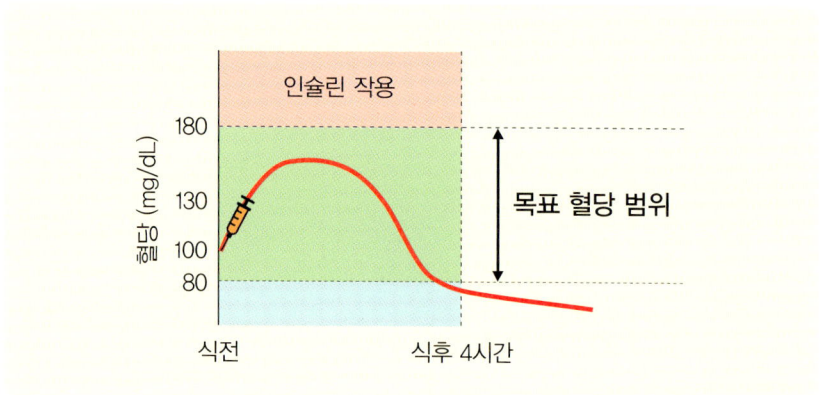

혈당 패턴에 따른 초속효성 인슐린 용량 조정
➡ 초속효성 인슐린 용량이 많음 : 전날 용량에서 줄이기

- 탄수화물 섭취량이 평소보다 적었는지 살펴봅니다.
- 식후 4시간 이내 운동량이 많았는지 살펴봅니다.
- 식사, 운동에 문제가 없으면서 그림과 같이 다음 식전 혈당이 식전 혈당보다 30 mg/dL 이상 낮은 혈당 패턴이면 초속효성 인슐린이 과다한 것입니다. 다음과 같이 과다한 인슐린 용량을 계산하여 다음날부터 해당 식사의 초속효성 기준 용량을 0.5~2단위 정도 줄여 봅니다.

$$과다한\ 인슐린\ 용량 = \frac{식후\ 4시간\ 혈당 - 식전\ 혈당}{교정\ 계수}$$

- 감량한 초속효성 인슐린 용량으로 다음 식전 혈당이 목표 범위내로 유지되면 탄수화물 계수[총 탄수화물 ÷ 감량한 인슐린 용량]를 올립니다.

점검해 보세요

5 식후 4시간은 목표 범위 내에 있지만 식사 직후 혈당 급격히 감소 또는 저혈당이 발생하는 혈당 패턴

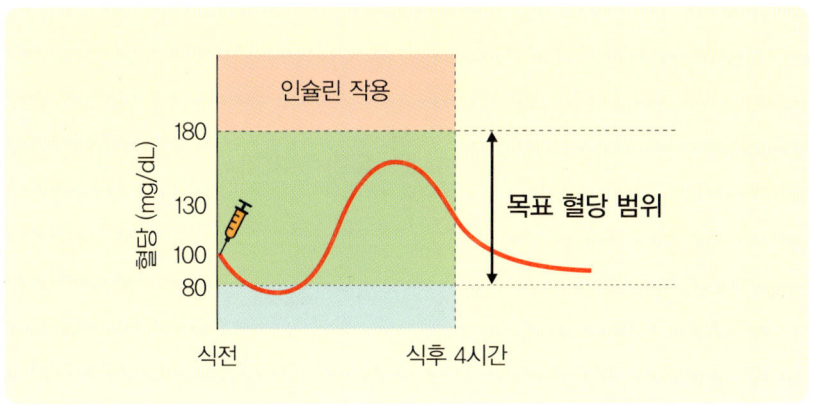

혈당 패턴에 따른 초속효성 인슐린 용량 조정
➡ 초속효성 인슐린 용량 적당 : 전날 용량 그대로 유지

- 초속효성 인슐린 주사 후 식사 시간이 지연되었는지 먼저 점검합니다.
- 식사 후 혈당 상승이 초속효성 인슐린 작용 보다 느린 경우에 나타납니다. 초속효성 인슐린 주사 후 단백질만 섭취한 경우에도 이런 혈당 패턴을 보이므로 초속효성 인슐린은 탄수화물을 섭취하기 전에 주사해야 합니다.
- 위장관 운동이 감소될 때 나타날 수 있는 혈당 패턴입니다. 이런 경우에는 초속효성 인슐린을 식후 10~30분에 주사하도록 합니다.

초속효성 인슐린 용량 조정은?

2 교정 용량 찾기

식전 혈당이 갑자기 높거나 낮은 경우에는 교정을 해야 하며, 이를 위해서는 기준 용량에 교정 용량을 계산하여 주사해야 합니다.

- **교정 계수(=인슐린 감수성 지수 = Correction Factor)란?**

  초속효성 인슐린 1단위로 4~5시간 동안 떨어지는 혈당 수치를 나타내는 값입니다.

- **교정 계수 구하는 법**

  1800 법칙을 일반적으로 사용합니다. 하지만 이 공식은 체중, 혈당 조절 정도에 따라 변경됩니다. 혈당조절이 잘되면 2000~2200의 법칙을 이용하고, 혈당이 높거나 비만한 경우에는 1500 법칙을 이용합니다. 교정 계수를 잘 모를 경우에는 진료 및 교육 시 문의하도록 합니다. 예: 하루에 총 30단위의 인슐린을 주사하는 경우 1800 법칙을 통해 초속효성 인슐린 1단위가 혈당을 약 60 mg/dL을 조정하는 것을 알 수 있습니다.

$$1800 \text{ 법칙} = \frac{1800}{\text{하루 총 인슐린 용량(30)}} = 60$$

인슐린 1단위 : 혈당을 약 60 mg/dL 조정

> 나의 교정 계수(인슐린 감수성 지수)? 약 _____ mg/dL

초속효성 인슐린 용량 조정은?

❶ 식전 혈당이 높은 경우 적절한 교정 용량 계산하여 적용하기

식전 혈당이 목표 범위 보다 높을 때, 탄수화물 섭취량에 따른 기준 용량만 주사하면 식후 고혈당 위험이 있습니다. 교정 계수를 이용하여 높은 식전 혈당을 목표 수치로 낮출 수 있도록 기준 용량에서 교정 용량을 더하여 주사합니다. 또한 다음과 같은 식전 혈당을 높이는 요인을 개선하도록 합니다.

- 식사 시 초속효성 인슐린을 주사하지 않았거나 용량이 부족한 경우
- 인슐린 필요량을 증가시키는 요인이 있는 경우

  예: 스트레스, 질병, 생리 등
- 이전 식사 시 단백질과 지방을 과다 섭취한 경우
- 식전 1~2시간 이내에 간식을 섭취한 경우

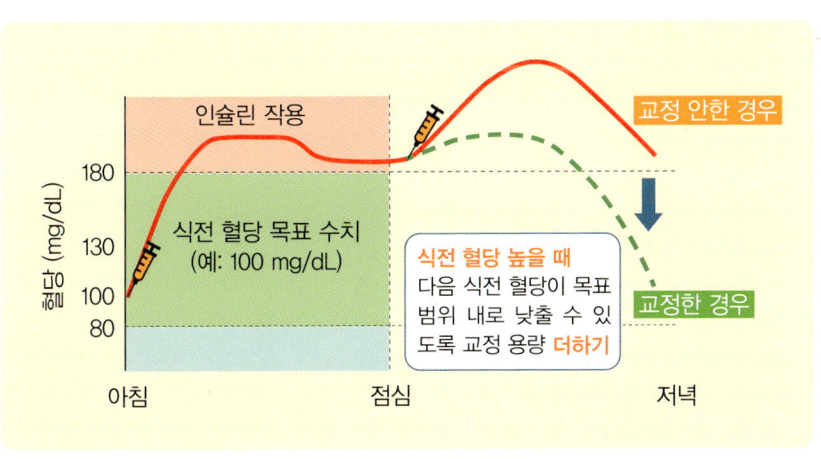

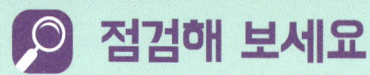

Q 밥 1공기(탄수화물 69 g)를 먹을 때 초속효성 인슐린 6단위 주사하고 있습니다. 식전 혈당 190 mg/dL으로 측정되었고, 교정 계수는 50 mg/dL, 식전 혈당 목표는 140 mg/dL입니다. 밥 1공기를 먹는다면 초속효성 인슐린은 몇 단위 주사해야 하나요?

A 밥 1공기(69 g) 먹을 경우에는 기준 용량 6단위에서 교정 용량 1단위를 더하여 총 7단위 주사합니다.

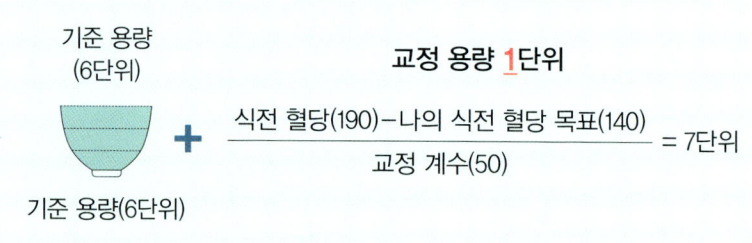

- 교정 계수를 이용하여 계산된 인슐린 용량이 소수점인 경우 저혈당이 잦고, 저혈당 무감지증 또는 인슐린 용량 변화에 민감하다면 소수점 이하를 버린 정수 값으로 결정합니다.
- 적은 인슐린 용량을 사용하는 경우(예: 식사 용량이 5단위 이하, 교정 계수 70 이상)에는 0.5단위씩 조절되는 펜(예: 휴마로그 럭셔리 펜)을 이용합니다.

초속효성 인슐린 용량 조정은?

❷ 식전 혈당이 낮은 경우 적절한 교정 용량 계산하여 적용하기

식전 혈당이 목표 범위보다 낮을 때, 탄수화물 섭취량에 따른 기준 용량만 주사하면 식후 저혈당 위험이 있습니다. 교정 계수를 이용하여 낮은 식전 혈당을 목표 수치로 올릴 수 있도록 기준 용량에서 교정 용량을 줄여서 주사합니다. 또한 다음과 같이 식전 혈당을 낮추는 요인을 개선하도록 합니다.

- 장시간형 인슐린 용량이 많은 경우
- 이전 식사 시 초속효성 용량이 많은 경우
- 고강도의 운동량 또는 활동량이 많은 경우
- 운동에 따른 적절한 인슐린 용량 조정 및 간식을 하지 않은 경우
- 이전 식사 시 단백질과 지방 섭취량이 부족한 경우
- 식후 고혈당 대처 시 교정 인슐린 주사를 많이 한 경우

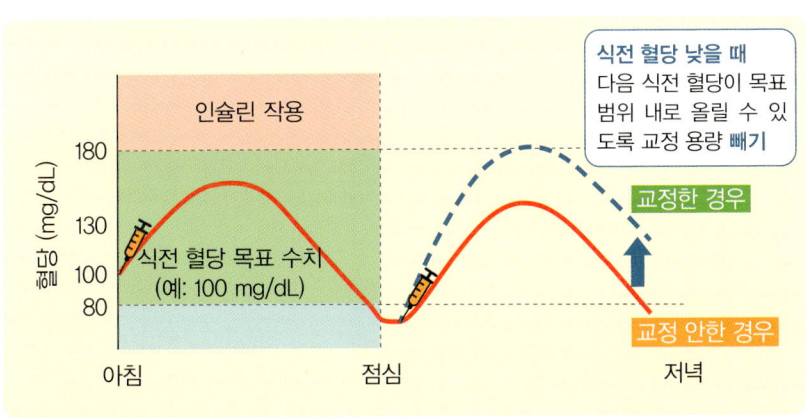

점검해 보세요

Q 밥 1공기(탄수화물 69 g)를 먹을 때 초속효성 인슐린 6단위 주사하고 있습니다. 식전 혈당 80 mg/dL으로 측정되었고, 교정 계수는 50 mg/dL, 식전 혈당 목표는 130 mg/dL입니다. 밥을 1공기를 먹는다면 초속효성 인슐린은 몇 단위 주사해야 하나요?

A 밥 1공기(69 g) 먹을 경우에는 기준 용량 6단위에서 교정 용량 1단위를 줄여 총 5단위 주사합니다.

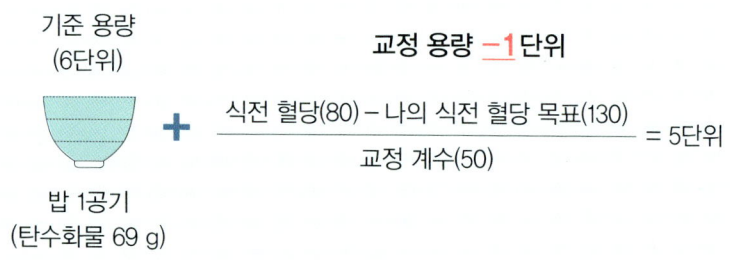

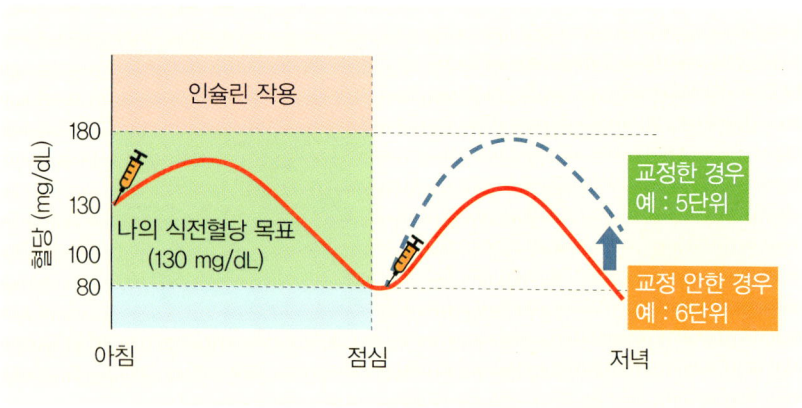

초속효성 인슐린 용량 조정은?

3 추세 화살표를 이용한 교정 용량 적용하기

연속혈당측정기의 추세 화살표는 초속효성 인슐린 주사 시 혈당 변화를 예측할 수 있어 저혈당과 고혈당을 예방하는데 매우 유용하게 활용할 수 있습니다.

초속효성 인슐린 용량 설정 시 기존에는 탄수화물 섭취에 따른 인슐린 용량과 교정 용량만을 계산하였습니다. 이는 현재의 혈당이 그대로 유지된다는 전제하에서 이루어진 것입니다.

추세 화살표에서 나타난 혈당 수치의 변화율을 보고 교정 용량을 계산하여 적용하면 식후 고혈당과 저혈당을 예방하고 식후 혈당을 목표 범위 내로 유지하는데 큰 도움이 될 것입니다.

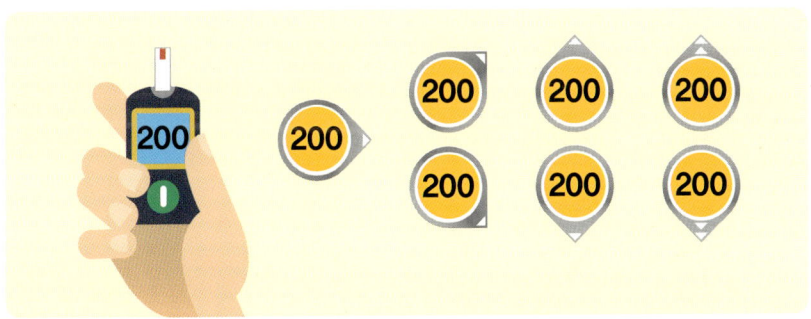

💡 빠른 혈당 변화를 의미하는 추세 화살표(↑↑, ↑↑↑/↓↓, ↓↓↓)는 고혈당 및 저혈당으로 급격하게 진행될 수 있으므로 자가혈당측정을 통해 혈당 수치를 확인합니다.

초속효성 인슐린 용량 조정은?

식전에 올라가는 추세 화살표인 경우

식전(초속효성 인슐린 주사 후 4시간 이상)에 다음과 같이 올라가는 추세 화살표인 경우에는 고혈당을 피하고 식전 혈당이 목표 범위 내로 내려갈 수 있도록 추세 화살표에 따른 교정 용량을 더하여 주사합니다.

리브레 2	케어센스 에어	덱스콤 G7	가디언 4	분당 혈당 변화	15분 후 혈당 변화	30분 후 혈당 변화
↑	↑	↑↑	↑↑↑	3 mg/dL 이상	약 45 mg/dL	약 100 mg/dL
		↑	↑↑	2~3 mg/dL	약 30 mg/dL	약 75 mg/dL
↗	↗	↗	↑	1~2 mg/dL	약 15 mg/dL	약 50 mg/dL

- 식전에 급격한 상승 추세 화살표(↑↑, ↑↑↑)가 보이는 경우에는 초속효성 인슐린은 식사 15~30분 전에 미리 주사합니다. 이는 식후 최고점을 낮출 수 있습니다.
- 식전에 갑작스러운 혈당 상승은 간식이 원인인 경우가 많으므로 식사 전 1시간 이내에 간식 섭취는 피합니다. 간식은 식후 2시간 반~3시간 사이에 알맞게(예: 과일군 1교환 단위 또는 우유군 1교환 단위) 섭취합니다.
- 간식을 많이 먹을 경우 초속효성 인슐린을 계산하여 주사 후 먹습니다.
- 식전 저혈당(<70 mg/dL)인 경우는 화살표가 올라가는 추세라도 자가혈당측정기로 혈당 수치를 확인하여 저혈당 예방 조치를 합니다.

초속효성 인슐린 용량 조정은?

식전에 올라가는 추세 화살표에 따른 초속효성 인슐린 용량 조정

추세 화살표				교정 계수에 따른 인슐린 용량 추가			
리브레 2	케어센스 에어	덱스콤 G7	가디언 4	75 이상	50~74	25~49	24 이하
		↑↑	↑↑↑	+1.5(0.5)	+2.0(1.0)	+3.5(1.5)	+4.5(2.0)
↑	↑	↑	↑↑	+1.0(0.5)	+1.5(0.5)	+2.5(1.0)	+3.5(1.5)
↗	↗	↗	↑	+0.5(0)	+1(0.5)	+1.5(0.5)	+2.5(1.0)

- 저혈당이 우려되거나 평소 저혈당이 잦은 경우, 혹은 저혈당 무감지증이 있는 경우, 고령인 경우에는 저혈당의 위험을 줄이기 위해 인슐린을 조금만(약 50 %) 증량합니다. 즉, 괄호 안의 숫자만큼 인슐린을 증량합니다.
  예: +1단위인 경우 +0.5단위 또는 증량하지 않습니다.
- 인슐린 용량을 0.5단위씩 조절하기 위해서는 휴마로그 HD 펜을 사용합니다.
- 스마트 인슐린 펜(예: 디아콘 p.8)은 당뇨관리 플렛폼과 연동되어 정밀한 인슐린 용량 주입이 가능합니다.

초속효성 인슐린 용량 조정은?

식전에 떨어지는 추세 화살표인 경우

식전(초속효성 인슐린 주사 후 4시간 이상)에 다음과 같이 떨어지는 추세 화살표가 보이는 경우에는 저혈당을 피하고 식전 혈당이 목표 범위 내로 올라갈 수 있도록 추세 화살표에 따른 교정 용량을 빼서 주사합니다.

리브레 2	케어센스 에어	덱스콤 G7	가디언 4	분당 혈당 변화	15분 후 혈당 변화	30분 후 혈당 변화
↘	↘	↘	↓	1~2 mg/dL	약 15 mg/dL	약 50 mg/dL
↓	↓	↓	↓↓	2~3 mg/dL	약 30 mg/dL	약 75 mg/dL
		↓↓	↓↓↓	3 mg/dL 이상	약 45 mg/dL	약 100 mg/dL

- 식전 혈당 수치가 150 mg/dL 미만이고 급격한 하강 추세 화살표(↓↓, ↓↓↓)인 경우 혈당 수치가 안정화(➡)될 때까지 초속효성 인슐린을 투여하지 않도록 합니다.
- 혈당 수치가 70 mg/dL 미만인 경우 반드시 자가혈당측정기로 혈당 수치를 확인하고 신속하게 저혈당 치료를 합니다.
- 이전 식사 시 초속효성 인슐린 용량이 많았는지 점검하여 이전에 주사한 총 초속효성 용량(기준 용량+교정 용량)의 10 % 또는 20 % 정도를 줄입니다.
- 이전 식사 시 단백질을 적게 먹었는지 점검합니다.
- 간식 없이 운동을 많이 했는지 점검합니다.

초속효성 인슐린 용량 조정은?

식전에 떨어지는 추세 화살표에 따른 초속효성 인슐린 용량 조정

추세 화살표				교정 계수에 따른 인슐린 용량 추가			
리브레 2	케어센스 에어	덱스콤 G7	가디언 4	75 이상	50~74	25~49	24 이하
↘	↘	↘	↓	−0.5(1.0)	−1(1.5)	−1.5(2.5)	−2.5(4.0)
↓	↓	↓	↓↓	−1.0(1.5)	−1.5(2.5)	−2.5(4)	−3.5(5.5)
		↓↓	↓↓↓	−1.5(2.5)	−2.5(3.5)	−3.5(5.5)	−4.5(7.0)

- 고령자 또는 몸이 쇠약한 경우, 당뇨병 유병 기간이 길거나 저혈당 무감지증이 있는 경우에는 저혈당을 주의해야 합니다. 이러한 경우에는 추세 화살표에 따른 교정 용량을 조정할 때 보수적으로 시작하도록 합니다.
- 저혈당이 우려되거나 평소 저혈당이 잦은 경우 혹은 저혈당 무감지증이 있는 경우에는 저혈당의 위험을 줄이기 위해 적어도 50 % 더 감량합니다. 괄호 안의 숫자만큼만 인슐린을 감량합니다.
  예: −1단위는 −1.5단위 또는 −2.0단위 감량합니다.

초속효성 인슐린 용량 조정은?

식후 높은 혈당과 상승 추세 화살표에 따른 초속효성 인슐린 용량 조정 및 대처법

초속효성 인슐린 투여 2시간 이내에는 혈당이 높아도 추가 투여하지 않습니다. 또한 식후 2~4시간에는 추세 화살표에 따른 교정 용량은 추가하지 않습니다.

식후 2~4시간째 혈당	고혈당 예방을 위한 지침
	추세 화살표 방향에 따른 권고사항
150~250 mg/dL	추세 화살표 방향 : ↑*/↑, ↑↑**/↑↑, ↑↑↑*** • 높은 혈당만큼 교정 용량을 계산하여 추가 주사할 수 있지만 단순당 섭취로 인한 화살표 상승 시에는 운동한 후 혈당을 지켜봅니다. • 추가 주사를 했다면 다음 2시간 동안 연속혈당측정기로 혈당 수치를 확인하여 저혈당을 예방하도록 합니다. 또한 2시간 동안 추가적인 교정은 피합니다.

250 mg/dL 이상	추세 화살표 방향 : ↑*/↑, ↑↑**/↑↑, ↑↑↑***
	• 자가혈당측정기로 혈당 수치를 확인합니다.
	• 혈당이 300 mg/dL 이상이면 케톤 검사를 합니다.
	• 높은 혈당을 교정 계수를 이용하여 교정 용량을 주사합니다. ☆
	• 주사 1시간 후에도 위쪽 화살표가 ↑/↑↑/↑↑↑ 일 경우
	  – 자가혈당측정기로 혈당 수치를 확인합니다.
	  – 추가로 초속효성 인슐린 주사합니다. ☆

* 프리스타일 리브레, 케어센스 에어 : ↑* 덱스콤 : ↑, ↑↑** 가디언 : ↑↑, ↑↑↑***

* 참고문헌 : Aleppo G, Ruedy KJ, Riddlesworth TD, et al. REPLACE-BG: A Randomized Trial Comparing Continuous Glucose Monitoring With and Without Routine Blood Glucose Monitoring in Adults With Well-Controlled Type 1 Diabetes. Diabetes Care. 2017;40(4):538-545.

점검해 보세요

Q 식후 2시간 혈당이 400 mg/dL로 높습니다. 어떻게 해야 하나요?

A 식후 혈당이 높은 경우에는 다음과 같이 현재 혈당을 목표 범위 내로 낮출 수 있도록 초속효성 인슐린을 추가로 주사할 수 있습니다. 단, 초속효성 인슐린을 추가할 때는 식전에 투여한 초속효성 인슐린의 약효가 남아있음을 고려하여 안전하게 추가 주사해야 합니다. 이는 추가 주사할 경우 식전 인슐린의 약효가 누적되어 발생하는 저혈당을 예방하기위해 식후 2시간에는 계산된 용량의 50 %, 식후 3시간에는 25 %를 줄여 주사하는 것입니다.

식후 4시간 후에는 100 % 주사해도 됩니다. 추가 주사를 한 후 2시간 동안은 연속혈당측정기로 혈당 변화를 살펴보고 예상보다 낮을 때는 적절한 간식을 섭취하여 저혈당을 예방합니다.

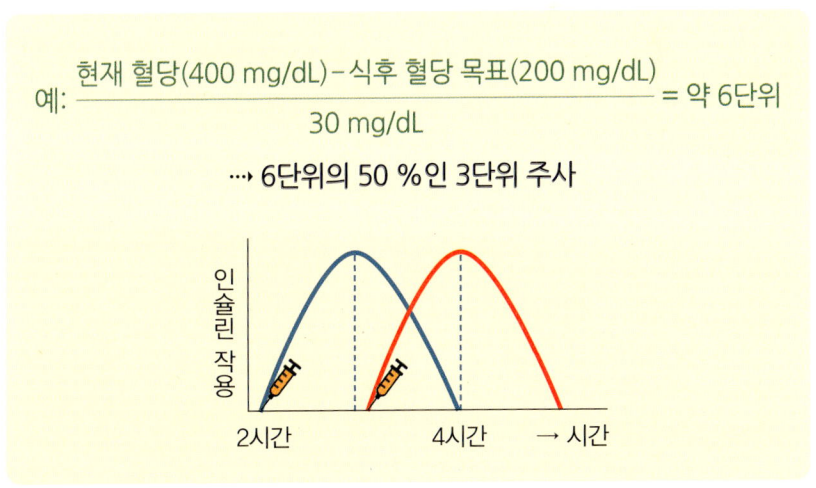

예: $\dfrac{\text{현재 혈당}(400\ mg/dL) - \text{식후 혈당 목표}(200\ mg/dL)}{30\ mg/dL} = $ 약 6단위

⋯ 6단위의 50 %인 3단위 주사

초속효성 인슐린 용량 조정은?

식후 낮은 혈당과 하강 추세 화살표에 따른 초속효성 인슐린 용량 조정 및 대처법

잦은 저혈당은 최우선적으로 교정해야 하며, 저혈당이 자주 온다면 하루 투여되는 총 인슐린 양을 5 % 정도 감량하고, 만일 의식까지 저하되는 심한 저혈당이 발생하면 10 %까지 감량해야 합니다.

식후 2~4시간째 혈당	저혈당 예방을 위한 지침
	추세 화살표 방향에 따른 권고사항
150 mg/dL	추세 화살표 방향 : ↘*/↘**/↓***
	• 30분 내에 연속혈당측정기를 다시 확인합니다.
	추세 화살표 방향 : ↓*/↓, ↓↓**/↓↓, ↓↓↓***
	• 15분 내에 연속혈당측정기를 다시 확인합니다.
약 100 mg/dL	추세 화살표 방향 : ↘, ↓*/↘, ↓**/↓, ↓↓***
	• 혈당을 빨리 올리는 단순 당질 15g을 섭취합니다. • 20분 안에 연속혈당측정기 수치를 확인합니다. 연속혈당측정기의 혈당 수치가 70 mg/dL 보다 낮고 추세 화살표가 아래쪽을 향할 경우 추가로 단순 당질 15g을 섭취합니다. • 연속혈당측정기 혈당 수치가 떨어지거나 기대치만큼 상승하지않을 경우, 자가혈당측정기로 혈당 수치를 확인하고 15분마다 연속혈당측정기로 혈당 수치를 확인합니다.
	추세 화살표 방향 : ↓*/↓↓**/↓↓↓***
	• 혈당을 빨리 올리는 단순 당질 30 g을 섭취합니다.

* 프리스타일 리브레, 케어센스 에어 : ↘, ↓*   덱스콤 : ↘, ↓, ↓↓**   가디언 : ↓, ↓↓, ↓↓↓***

점검해 보세요

Q 저혈당 발생 시 추세 화살표에 따른 추가 탄수화물 섭취량은?

A 저혈당 응급 식품은 섭취 후 15분에 혈당이 상승하므로 연속혈당측정기에서 하강 추세 화살표가 하나씩 늘 때마다 단순 당질 5 g(예: 사탕 1개 정도)을 추가로 섭취해야 합니다.

추세 화살표				총 탄수화물 섭취량	15분 후 혈당 강하	추가 탄수화물 섭취량
리브레 2	케어센스 에어	덱스콤 G7	가디언 4			
→	→	→		15 g	15 mg/dL미만	0 g
↘	↘	↘	↓	20 g	15 mg/dL	5 g
↓	↓	↓	↓↓	25 g	30 mg/dL	10 g
		↓↓	↓↓↓	30 g	40 mg/dL	15 g

저혈당 응급 식품의 예: 단순 당질 15~20 g 함유 식품

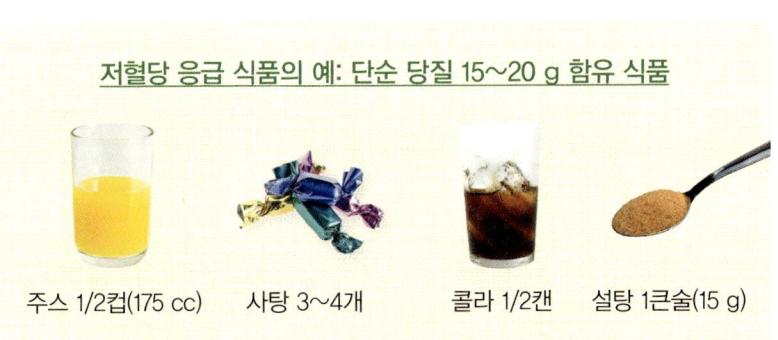

주스 1/2컵(175 cc)   사탕 3~4개   콜라 1/2캔   설탕 1큰술(15 g)

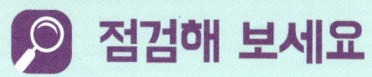
점검해 보세요

- 저혈당 치료의 일반적인 원칙인 15 & 15의 법칙을 기억해야 합니다.
- 혈당을 빨리 올리는 단순 당질 15 g을 섭취하면, 15분에 혈당을 약 45 mg/dL 정도 올립니다.

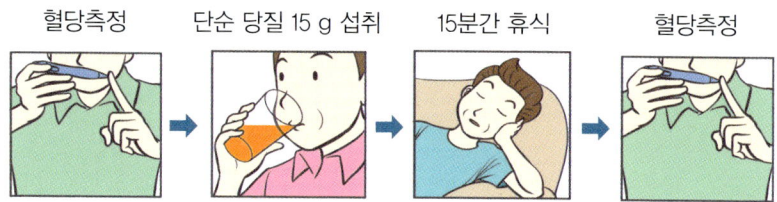

| 혈당측정 | 단순 당질 15 g 섭취 | 15분간 휴식 | 혈당측정 |

- 저혈당 치료 15분 후 자가혈당측정을 통해 혈당 수치를 확인합니다. 연속혈당측정기는 5~10분의 지연 시간이 있으므로 20~30분에 확인합니다.
- 단순 당질을 섭취 후 1시간 이내에 식사를 할 수 없다면 추가로 복합 탄수화물 또는 단백질이 포함된 간식(탄수화물 15 g + 단백질 7 g)을 섭취합니다.

간식의 예 : 과일군 1/2교환 단위 + 우유 한 컵

점검해 보세요

Q 혈당 수치가 낮은데도 저혈당 증상이 없습니다. 왜 그런가요?

A 저혈당 증상이 나타나는 혈당 수치는 개인마다 다르지만 보통 70 mg/dL이하일 때 나타납니다. 저혈당의 초기증상은 스트레스 호르몬이 분비되면서 나타나는 자율신경 성 증상으로 공복감, 식은땀, 떨림, 가슴 두근거림, 두통, 짜증 등이 나타납니다. 혈당 수치가 40 mg/dL 이하라도 저혈당 증상을 느끼지 못할 수 있는데 이를 저혈당 무감지증이라고 합니다. 저혈당 무감지증은 사망을 동반하는 중증 저혈당(인지능력 저하, 심실 부정맥)의 발생 확률이 최대 6배까지 높습니다. 저혈당 무감지증은 짧은 기간에 빈번한 저혈당을 경험한 경우, 당뇨병 유병 기간이 긴 경우, 자율신경계 이상이 있는 경우에 발생할 수 있습니다. 저혈당 무감지증은 초기에 저혈당을 적절히 대처하지 못하여 심각한 저혈당 발생 위험을 증가시키므로 주의해야 합니다.

저혈당 무감지증이 있는 경우 연속혈당측정기의 저혈당 예측 경보음과 저혈당 경보음을 사용하면 저혈당을 좀더 일찍 알게 되어 저혈당의 빈도와 노출되는 시간을 줄일 수 있습니다. 저혈당 무감지증이 있는 경우에는 저혈당 경보음을 90 mg/dL 또는 100 mg/dL으로 설정하고 저혈당 경보음이 울리자 마자 즉시 대처하도록 합니다.

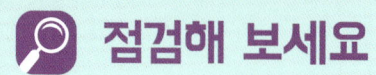
점검해 보세요

Q 식사 시 평소보다 지방과 단백질이 많은 음식을 더 먹을 경우 초속효성 인슐린 용량은 어떻게 조정해야 하나요?

A 초속효성 인슐린 용량은 탄수화물 섭취량을 기준으로 합니다. 그러나 단백질, 지방 함량이 많은 식사를 할 경우에는 다음과 같이 용량을 조정하고, 식후 2~4시간에 혈당 수치와 추세화살표에 따라 교정 용량을 추가 주사하는 것을 적극적으로 고려합니다.

❗ 이것만은 꼭 알아 둡시다!

- **지방 섭취량 40 g(지방군 8단위) 이상인 경우**
  탄수화물 섭취량에 비례하여 기준 용량 100 %를 주사 후, 식후 1~3시간 사이에 기준 용량의 30~35 %를 추가 주사합니다.
- **단백질 섭취량 40 g(어육류군 5단위) 이상인 경우**
  탄수화물 기준 용량의 15~20 % 증량을 고려하여 식전에 115~120 % 주사합니다.
- **단백질 섭취량 40 g 이상, 지방 섭취량 40 g 이상인 경우**
  식전에 탄수화물 기준 용량의 115~120 % 주사 후, 식후 1~3시간 사이에 30~35 % 추가 주사를 고려합니다.

주의! 탄수화물 섭취 없이 단백질만 40 g이상(예: 안심 스테이크 230 g) 섭취할 경우는 식전에 초속효성 인슐린은 주사하지 말고, 식후 1~3시간에 추가 주사를 고려합니다.

- 식품의 무게와 영양소 함량은 다릅니다!

  | 고기 40 g = 단백질 8 g ⭕ | 고기 40 g ≠ 단백질 40 g ❌ |

* 참고문헌 : Diabetes Care 2015;38:1008-1015, Diabetes Care 2016 Sep; 39(9): 1631-4.

점검해 보세요

단백질 40 g(어육류군 5단위)에 해당하는 식품의 예

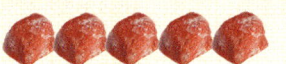 =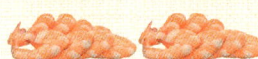

고기 200 g　　　　　새우 250 g
(탁구공크기 5토막)　　　(15마리)

단백질 40 g(어육류군 5단위), 지방 40 g(지방군 5단위)에 해당하는 식품의 예

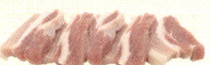 =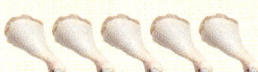

삼겹살 200 g　　　　닭다리 200 g
(탁구공크기 5토막)　　　(5개)

❗ 이것만은 꼭 알아 둡시다!

- 어육류군(저지방) 1교환 단위 : 단백질 8 g, 지방 2 g, 50칼로리
- 어육류군(중지방) 1교환 단위 : 단백질 8 g, 지방 5 g, 75칼로리
- 어육류군(고지방) 1교환 단위 : 단백질 8 g, 지방 8 g, 100칼로리
- 지방군 1교환 단위 : 지방 5 g, 45칼로리
- 우유군 1교환 단위 : 일반(단백질 6 g, 지방 7 g), 저지방(단백질 6 g, 지방 2 g)

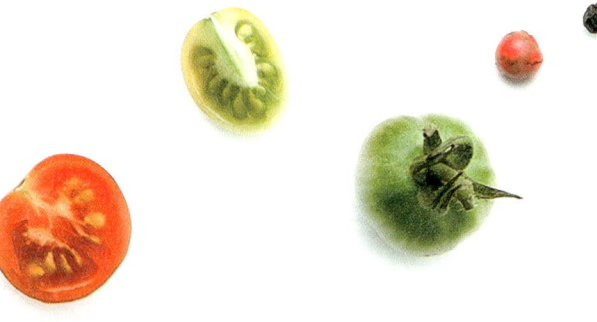

Chapter 8

궁금해요

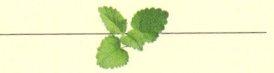

- 연속혈당측정기 혈당 패턴 사례
- Q & A

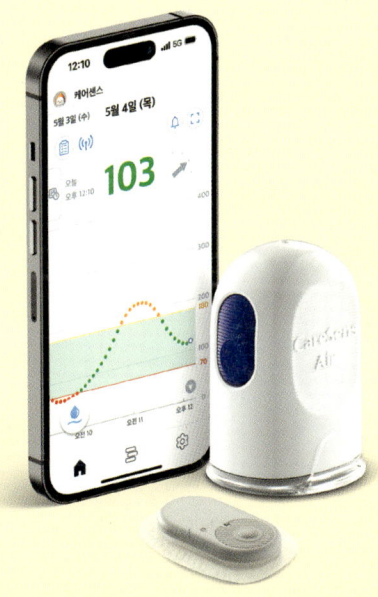

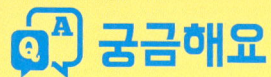

사례 1: 탄수화물 위주의 식사를 빨리 먹었을 때의 혈당 패턴

Q "점심에 수제비를 먹었어요. 단백질은 전혀 못 먹었어요." 어떻게 관리해야 하나요?

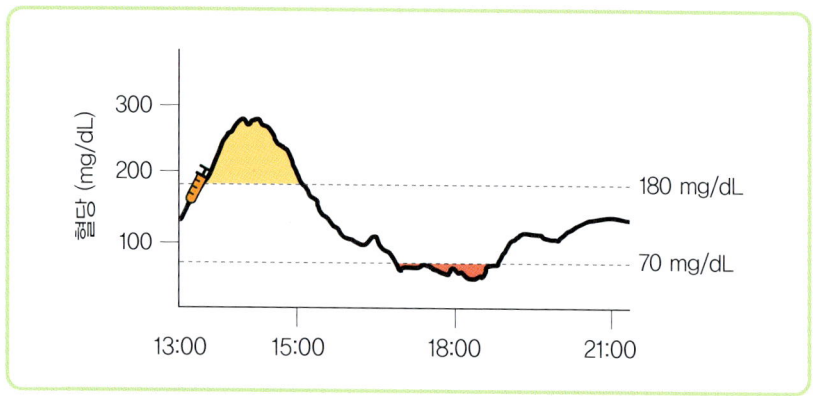

- 국수, 빵, 수제비, 떡과 같이 탄수화물 위주의 식사를 하면 혈당이 급격히 상승하는 추세 화살표(↑↑, ↑↑↑)가 나타났다가 급격하게 떨어지는 추세 화살표(↓↓, ↓↓↓)를 볼 수 있습니다. 또한 식후 급격한 혈당 상승으로 인해 혈당의 변동폭도 매우 큽니다. 이러한 혈당 패턴을 개선하기 위해서는 혈당을 천천히 올리는 식습관을 실천하도록 합니다.
- 단백질 섭취 부족으로 다음 식전에 저혈당이 되거나 저혈당 위험이 높습니다. 단백질 섭취를 제대로 섭취하기 어려운 상황에서는 식후 2시간부터 30분 간격으로 연속혈당측정기를 보면서 알맞은 간식을 섭취하여 저혈당을 예방하도록 합니다.

사례 2: 단백질을 과다 섭취하였을 때의 혈당 패턴

Q "저녁에 치킨을 한 마리 먹었어요." 어떻게 관리해야 하나요?

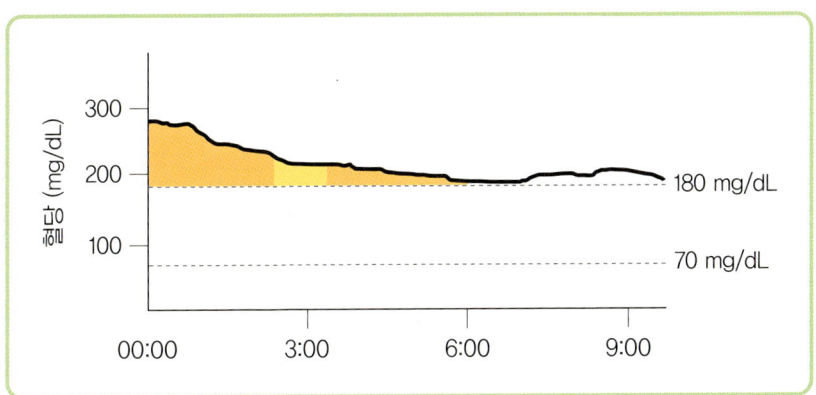

- 치킨은 고단백, 고지방 식품으로 식후 혈당을 올리지 않지만 식후 약 100분 부터 시작하여 야간에 지속적으로 혈당을 올려줍니다.
- 단백질을 과다 섭취한 경우에는 저녁에 운동을 하고 자도록 합니다.
- 단백질을 과다 섭취한 경우에는 교정 계수를 이용하여 식후 2시간에 추가로 초속효성 인슐린을 주사를 하여 잠자는 동안 혈당을 100~140 mg/dL 이내로 유지하도록 합니다.
- 추가로 초속효성 인슐린 주사를 한 경우에는 저혈당 경보음을 100 mg/dL 정도로 맞추어 저혈당을 예방하도록 합니다.

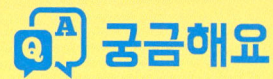 궁금해요

사례 3: 저혈당 대처 후 고혈당 패턴

Q "저혈당 대처 후 고혈당이 발생했어요." 어떻게 관리해야 하나요?

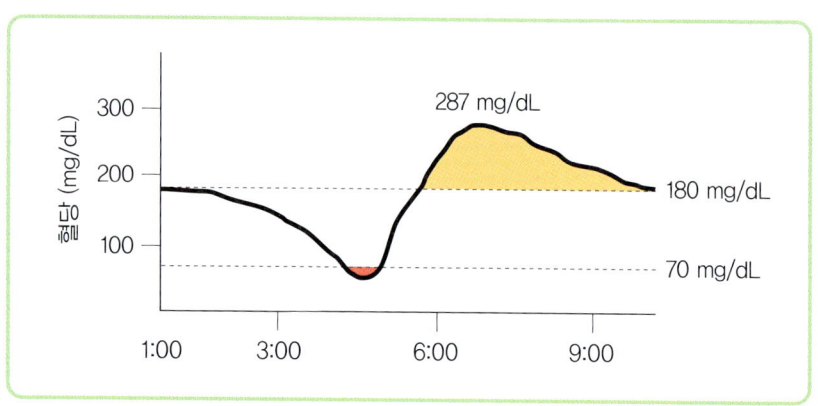

- 저혈당이 생기면 우리 몸은 스트레스 호르몬이 방출되어 공포와 혼란을 느끼는 동시에 엄청난 식욕이 작용하여 폭식을 하게 되는 경향이 있습니다. 이를 막기 위해서는 신속하게 알맞은 양의 저혈당 응급 식품을 섭취해야 합니다(p.165 참고).
- 만약 저혈당 대처 1~2시간 후 혈당이 150 mg/dL 이상으로 상승되어 있다면 너무 많은 탄수화물을 먹었다는 것을 뜻합니다.
- 식전에 저혈당이 발생하면 저혈당 응급 식품 섭취 후 식사를 먼저하고 식후 바로 인슐린을 조정하여 주사합니다. 만약 초속효성 인슐린을 주사하지 않으면 다음 식전 혈당이 올라가고 혈당이 롤러코스터를 타게 되는 원인이 됩니다.

사례 4: 고혈당 대처 후 저혈당 패턴

Q "고혈당 대처 후 저혈당이 발생했어요." 어떻게 관리해야 하나요?

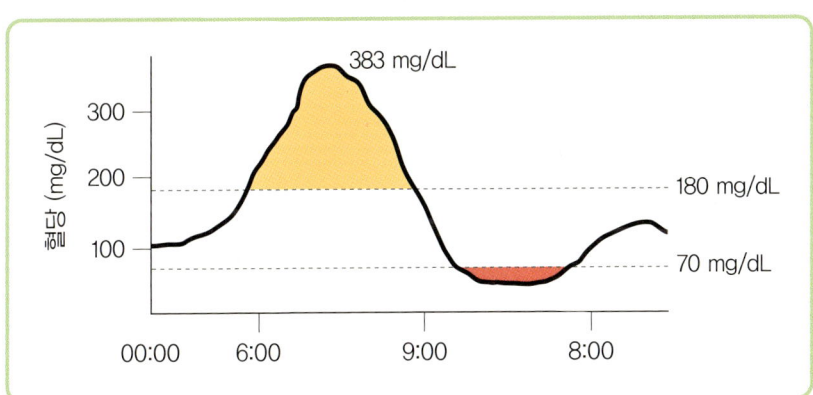

- 고혈당을 조정하기 위해 추가한 인슐린 주사 시 교정 계수를 너무 적게 설정하여 인슐린 주사 용량이 많았는지 점검합니다. 교정 계수에 따라 인슐린을 추가 투여한 후 혈당이 4~5시간 내에 급격히 떨어지는 현상이 자주 발생한다면 교정 계수를 10 % 높여 주어야 합니다.
- 초속효성 인슐린 작용 시간이 4~5시간 정도이므로 식후 2시간에 추가 주사시 저혈당이 발생했다면 이는 인슐린 누적에 의한 것이므로 이를 고려하여 계산된 교정 용량을 줄여서 주사합니다.
- 초속효성 인슐린을 추가 주사했다면 연속혈당측정기를 통해 저혈당이 발생하는지 지켜보고 저혈당 우려가 있으면 미리 간식을 먹어 저혈당을 예방하도록 합니다.

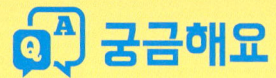 궁금해요

Q 37세의 김 ○○씨는 다회 인슐린요법을 하고 있습니다. 식전 혈당이 180 mg/dL이고 35 g의 탄수화물을 포함한 식사를 하려고 합니다. 식후에 운동 계획은 없습니다. 김 ○○씨의 식전 목표 혈당, 교정 계수, 탄수화물 계수는 다음과 같습니다. 연속혈당측정기의 추세 화살표가 다음과 같이 나타날 때 몇 단위의 인슐린을 주사해야 하나요?

식전 목표 혈당	교정 계수	탄수화물 계수	리브레 2	케어센스 에어	덱스콤 G7
120 mg/dL	30 mg/dL	10 g	↑	↑	↑ 180

A 다음의 3단계 과정을 통해 인슐린 용량을 계산합니다.

❶ 기준 용량

탄수화물(35 g) ÷ 탄수화물 계수(10) = 3.5단위

❷ 교정 용량

[현재 혈당(180) − 목표 혈당(120)] ÷ 교정 계수(30) = 2단위

❸ 추세 화살표를 이용한 교정 용량(추세 변화 교정 용량)

추세 화살표(75) ÷ 교정 계수(30) = +2.5단위

* (p.157) 표를 참고하여 추세 화살표의 교정 용량을 쉽게 확인할 수 있습니다.

* 정답 : 8단위(= ❶ 3.5단위 + ❷ 2단위 + ❸ 2.5단위)

궁금해요

Q 50세의 김 ○○씨는 다회 인슐린요법을 하고 있습니다. 식전 혈당이 220 mg/dL이고 60 g의 탄수화물을 포함한 식사를 하려고 합니다. 김 ○○씨의 식전 목표 혈당, 교정 계수, 탄수화물 계수는 다음과 같습니다. 연속혈당측정기의 추세 화살표가 다음과 같이 나타날 때 몇 단위의 인슐린을 주사해야 하나요?

식전 목표 혈당	교정 계수	탄수화물 계수	리브레 2	케어센스 에어	덱스콤 G7
120 mg/dL	50 mg/dL	15 g	↓	↓	↓ 220

A 다음의 3단계 과정을 통해 인슐린 용량을 계산합니다. 인슐린 용량이 소수점으로 끝나는 경우는 0.5단위씩 조정할 수 있는 럭셔라 펜을 이용하도록 합니다.

❶ 기준 용량 = 탄수화물(60 g) ÷ 탄수화물 계수(15) = 4단위

❷ 교정 용량 = [현재 혈당(220) − 목표 혈당(120)] ÷ 교정 계수(50) = 2단위

❸ 추세 화살표를 이용한 교정 용량(추세 변화 교정 용량)
  추세 화살표(75) ÷ 교정 계수(50) = −1.5단위

∗ (p.159) 표를 참고하여 추세 화살표의 교정 용량을 쉽게 확인할 수 있습니다.

∗ 정답 : 4.5단위(= ❶ 4단위 + ❷ 2단위 − ❸ 1.5단위)

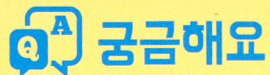 **궁금해요**

Q 78세의 홍 ○○씨는 다회 인슐린요법을 하고 있습니다. 식전 혈당이 240 mg/dL이고 50 g의 탄수화물을 포함한 식사를 하려고 합니다. 최근 저혈당이 가끔 발생하고 기운이 없어 운동은 못하고 있습니다. 홍 ○○씨의 식전 혈당 목표, 교정 계수, 탄수화물 계수는 다음과 같습니다. 연속혈당측정기의 추세 화살표가 다음과 같이 나타날 때 몇 단위의 인슐린을 주사해야 하나요?

식전 목표 혈당	교정 계수	탄수화물 계수	리브레 2	케어센스 에어	덱스콤 G7	가디언 4
120 mg/dL	60 mg/dL	20 g	↓	↓	↓ 240	↓↓

A 다음의 3단계 과정을 통해 인슐린 용량을 계산합니다.

❶ 기준 용량 = 탄수화물(50 g) ÷ 탄수화물 계수(20) = 2.5단위

❷ 교정 용량 = [현재 혈당(240) − 목표 혈당(120)] ÷ 교정 계수(60) = 2단위

❸ 추세 화살표를 이용한 교정 용량(추세 변화 교정 용량)

추세 화살표(75) ÷ 교정 계수(60) = −1.25단위(반올림하여 −1.5단위)

저혈당 예방을 위한 50 % 이상 추가 감량 = 0.75단위

(1.5 + 0.75 = −2.25)로 반올림 = −2.5단위

＊ (p.159) 표를 참고하여 추세 화살표의 교정 용량을 쉽게 확인할 수 있습니다.

＊ 정답 : 2단위(= ❶ 2.5단위 + ❷ 2단위 − ❸ 2.5단위)

궁금해요

Q 27세의 김 ○○씨는 다회 인슐린 치료를 받고있습니다. 김 ○○씨의 식전 혈당 목표, 교정 계수, 탄수화물 계수는 다음과 같습니다. 45 g의 탄수화물을 포함한 식사를 먹고 나서 90분 후에 혈당 수치가 170 mg/dL이고, 연속혈당측정기의 추세 화살표가 다음과 같이 나타날 때 어떻게 해야 하나요?

식전 목표 혈당	교정 계수	탄수화물 계수	리브레 2	케어센스 에어	덱스콤 G7	가디언 4
120mg/dL	50mg/dL	10g	↘	↘⋮	↘ 170	↓

A 식후 혈당은 목표 범위 내로 유지하고 있지만 추세 화살표가 떨어지는 추세선(↘, ↓)이므로 저혈당 예방을 위해 30분 후 혈당 수치를 확인하도록 합니다. 추세선(↘, ↓)은 30분 후 혈당이 약 50 mg/dL 떨어질 수 있음을 파악하고 혈당 수치를 확인 후 적절한 간식을 섭취하여 저혈당을 예방하도록 합니다. 특히, 단백질 섭취량이 부족한 경우에는 급격히 혈당이 떨어질 수 있으므로 음식섭취를 점검해 봅니다.

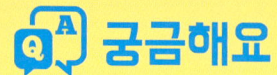

Q 23세의 박 ○○씨는 다회 인슐린요법을 하고 있습니다. 아침 식사로 50 g의 탄수화물을 섭취하기 위해 초속효성 4단위를 주사하였습니다. 박 ○○씨의 식전 혈당 목표, 교정 계수, 탄수화물 계수는 다음과 같습니다. 식후 2시간 10분 혈당이 240 mg/dL이고, 연속혈당측정기의 추세 화살표가 다음과 같이 나타날 때 어떻게 해야 하나요?

식전 목표 혈당	교정 계수	탄수화물 계수	리브레 2	케어센스 에어	덱스콤 G7	가디언 4
120 mg/dL	60 mg/dL	10 g	↑	↑	↑↑ 240	↑↑↑

A 다음의 3단계 과정을 통해 인슐린 용량을 계산합니다. 추가 주사 후에는 연속혈당측정기로 혈당의 변화를 살펴봅니다.

❶ 교정 용량

　[현재 혈당(240) − 목표 혈당(120)] ÷ 교정 계수(60) = 2단위

❷ 추세 화살표를 이용한 교정 용량 : 안함

❸ 인슐린 작용 시간 교정 용량 : 이전 식사 시 투여한 초속효성 인슐린의 약효가 약 40 % 남아있습니다. 약효가 누적되어 저혈당이 오지 않도록 계산된 교정 용량(2단위)의 50 %를 줄입니다(1단위).

＊정답 : 1단위 (= ❶ 2단위 + ❷ 0단위 − ❸ 1단위)

Q 38세 여성 김 ○○씨는 아침에 심한 두통이 있어 아세트아미노펜 1 g을 복용하였습니다. 김 ○○씨의 식전 혈당 목표, 교정 계수, 탄수화물 계수는 다음과 같습니다. 식후 1시간째 혈당이 243 mg/dL 이고, 연속혈당측정기의 추세 화살표가 다음과 같이 나타날 때 어떻게 해야 하나요?

식전 목표 혈당	교정 계수	탄수화물 계수	덱스콤 G7	가디언 4
120 mg/dL	70 mg/dL	20 g	↑↑ 243	↑↑↑

A 덱스콤 G7과 가디언 4는 해열제, 감기약 등으로 아세트아미노펜(타이레놀) 또는 파라세타몰이 함유된 약물을 복용하면 가짜로 높은 측정값을 생성할 수 있습니다. 부정확한 정도는 몸 안에 남아있는 아세트아미노펜 또는 파라세타몰의 양에 따라 다르며, 사람마다 다를 수 있습니다.

따라서 반드시 자가혈당측정을 하여 혈당 수치를 확인합니다. 자가혈당측정을 하니 혈당 수치가 115 mg/dL 였습니다. 따라서 고혈당과 추세 화살표에 따른 인슐린 용량 조정은 필요 없습니다. 단, 적어도 6시간이 경과 할 때까지는 자가혈당측정 결과를 통해 혈당 수치를 확인하는 것이 필요합니다. 서방정을 복용하였을 경우에는 좀 더 길게 8시간까지도 영향을 줄 수 있습니다.

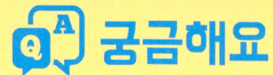 **궁금해요**

Q 연속혈당측정기를 효과적으로 활용하려면?

A 연속혈당측정기를 효과적으로 활용하려면 다음의 지침을 실천해 보도록 합니다.

❶ 연속혈당측정기 사용에 대한 교육을 받고 시작합니다.
연속혈당측정기를 일시적으로 또는 지속적으로 사용하려면 먼저 연속혈당측정기에 대해 배우고 이해한 후 사용해야 장점을 활용하여 효과적으로 당뇨 관리 하는데 도움을 받을 수 있습니다.

❷ 매 식전, 식후 1시간, 취침 전을 포함하여 하루에 최소 7회 이상 혈당 수치를 확인하며 16회 이상 하면 바람직합니다.
혈당 수치 확인은 저혈당의 감소뿐만 아니라 혈당조절, 혈당의 변동성을 줄여줍니다.

❸ 혈당의 영향요인을 기록합니다.
식사(탄수화물, 단백질 섭취량), 운동 시간과 강도, 인슐린 주사 용량, 특이사항(스트레스, 수면, 질병, 생리 등)을 기록합니다. 특히 혈당 수치가 목표보다 높거나 낮으면 혈당의 영향 요인을 자세히 기록하여 점검합니다. 식사는 사진으로 기록할 수도 있습니다.

❹ 경보음을 활용합니다.
혈당이 너무 높거나 낮아지기 전에 사용자가 조정할 수 있는 경보음을 활용합니다. 경보음이 성가신 것이 아니라 의미 있도록 설정합니

다. 연속혈당측정기 사용 첫 몇 주간이 특히 중요합니다.

❺ 수신기를 주기적으로 보지만 집착하지 않도록 합니다.

저혈당 또는 고혈당 상황이 아니라면 연속혈당측정기 수신기를 한 시간에 한 번 정도만 확인합니다. 너무 과도한 확인은 오히려 스트레스를 증가시킬 수 있습니다.

❻ 데이터를 분석합니다.

데이터를 평가하고 적절한 혈당 관리 전략을 세우도록 합니다.

❼ 주기적이고 반복되는 혈당 패턴을 보고 당뇨 관리 계획을 세웁니다.

❽ 실시간 데이터에 과민반응 하지 않도록 합니다.

순간적으로 높은 혈당 수치나 추세 화살표에 놀라 스트레스를 받거나 과민하게 대처하지 마세요. 식후 갑작스런 혈당 상승 시에는 당지수가 높은 음식을 많이 먹었는지 살펴보고 초속효성 인슐린 작용 시간을 살펴봅니다. 저혈당 발생시 너무 많은 탄수화물 섭취하거나 고혈당 발생 시 너무 많은 용량의 인슐린을 투여하여 교정하지 않습니다.

❾ 연속혈당측정기 사용 중에도 당뇨수첩에 혈당에 영향요인을 기록하여 진료 및 상담 시 활용합니다.

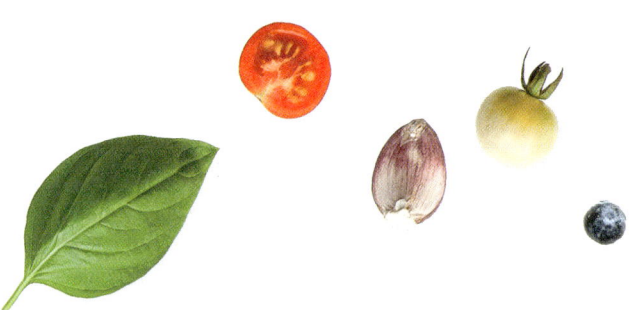

부록

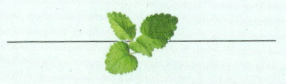

1. 연속혈당측정기 보험급여 안내

2. 1형 당뇨병 재택 시범사업이란?

3. 혈당에 영향을 주는 요인들

4. 연속혈당측정기 당뇨수첩

5. 연속혈당측정기 보고서 권장 목표 수치

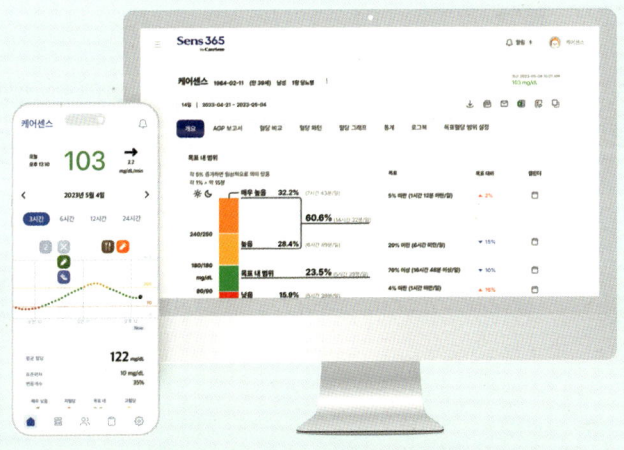

연속혈당측정기 보험급여 안내

Q 연속혈당측정기 용품의 지원금액은 얼마이며, 누가 받을 수 있나요?

A 1형 당뇨병환자와 임신 중 당뇨병환자로 인슐린 투여를 하는 경우는 지원받을 수 있습니다. 기준 금액 또는 실구입가 중 낮은 금액에서 19세 미만은 90%, 19세 이상은 70% 지원받을 수 있습니다. 센서의 기준 금액은 1일 기준 19세 미만은 11,000원, 19세이상은 10,000원, 송신기 기준 금액은 84만 원입니다. 제품별 지원금액은 다음과 같습니다.(2024년 11월 기준)

센서 종류	판매가	사용 가능 일수	최초 처방 수량 및 본인 부담금 (송신기 포함)	최대 처방
가디언 4 시스템	7만 원	7일/개	4개(28일): 14만원 ＊19세 미만: 2만 8천원	14개(98일)
케어센스 에어	8만 5천원	15일/개	2개(30일): 5만 1천원	6개(90일)
프리스타일 리브레 2	1개: 10만 4천5백원 2개: 10만 1천2백원	14일/개	2개(28일): 6만 720원 ＊19세미만: 2만 240원	7개(98일)
덱스콤 G7	10만원	10.5일/개	3개(30일): 9만원 ＊19세미만: 3만원	10개(100일)

송신기 종류	판매가	사용 가능 일수	공단 지원금	본인 부담금
가디언 4	84만원	1년/개	58만 8천원 (년간)	25만 2천원(년간) 2만 1천원(월간)

연속혈당측정기 보험급여 안내

Q 연속혈당측정기용 전극 처방전은 어디서 발급 받나요?

A 의료기관에서 처방전을 발행합니다.
- 1형 당뇨병: 내과, 소아청소년과, 가정의학과 전문의
- 2형 당뇨병: 의사(다만, 90일을 초과하여 처방할 경우 내과, 소아청소년과, 가정의학과 전문의)
- 임신중 당뇨병: 내과, 소아청소년과, 가정의학과, 산부인과 전문의

연속혈당측정기 보험급여 안내

Q 어디서 구매하나요?

A 의료기상, 약국, 온라인에서 검색하여 구매할 수 있습니다. 구매 사이트에서는 기기 구매뿐만 아니라 사용법, 보험 청구에 대한 설명도 제공하고 있습니다. 기기에 대한 궁금증은 각 회사의 고객센터로 연락하여 상담할 수 있습니다.

- **덱스콤 G7**

  덱스콤을 검색하거나 웹사이트 https://www.cgms.co.kr에서 구매합니다. 문의처 : 080-890-5600

- **가디언 4 시스템**

  메드트로닉몰을 검색하거나 웹사이트 http://www.medtronicmall.co.kr에서 구매합니다. 문의처 : 02-3411-2999

- **프리스타일 리브레 2**

  웹사이트 http://www.diabetesmall.co.kr에서 회원 가입 후 구매합니다. 문의처 : 02-6451-0040

- **케어센스 에어**

  케어센스 에어를 검색하거나 웹사이트 https://caresensmall.kr/mall/에서 구매합니다.

연속혈당측정기 보험급여 안내

Q 어떻게 청구하나요?

A 국민건강보험공단 지사 및 출장소에서 청구합니다. 신청방법은 방문, FAX, 우편 등의 방법으로 가능합니다. 청구 시 제출 해야 할 구비서류는 다음과 같습니다.

- 요양비지급청구서 (당뇨병 소모성 재료) 1부
- 당뇨인 소모성 재료 처방전(연속혈당측정용 전극 처방전) 1부
- 세금계산서(또는 카드 전표와 거래명세서)
- 구입 센서 개수 별 고유식별번호

> ※ 모든 서류는 반드시 원본을 제출합니다. 단, FAX 신청 시 신청인의 신분증 사본을 첨부하면 원본 생략이 가능합니다.
>
> ※ 수신자가 미성년자일 경우에는 신청인이 본인일 경우 학생증 또는 주민등록등본, 신청인이 가족일 경우에는 신청인의 신분증 사본이 필요합니다.

연속혈당측정기 보험급여 안내

Q 보험적용을 받기 위해 필요한 자료는?

A 연속혈당측정기의 두 번째 처방전 발급부터는 연속혈당측정용 전극용 처방전에 다음과 같이 착용 일수 또는 착용 비율, 평균 혈당값, 변동 계수 혹은 표준편차, 당화혈색소 검사 수치 등을 입력해야만 보험적용을 받을 수 있습니다.

진료 시 아래 주소를 통해 담당 의료진이 리포트를 생성할 수 있습니다.

- https://clarity.dexcom.eu/professional
- http://carelink.medtronic.eu/
- http://www.libreview.com
- https://sens365.com

처방전 확인 사항	
구분	확인 사항
1형 당뇨병	☐ 연속혈당측정 시작일 ☐ – 종료일 ☐ 　 기간 동안 착용 일수 ☐ 일 또는 착용비율 ☐ % ☐ 당 평균값 ☐ mg/dL ☐ 변동 계수 ☐ % 혹은 표준편차 ☐ mg/dL ☐ 당화혈색소 검색내역 : 시행일 ☐, 검사 수치 ☐ %

1형 당뇨병 재택 시범사업이란?

1형 당뇨병 재택 시범사업는 1형 당뇨인이 충분한 진료와 교육을 통해 당뇨병 관리를 잘할 수 있도록 하기 위해 2020년부터 시작되었습니다. 1형 당뇨인은 누구나 이용 가능하지만 본인이 참여 동의를 한 이후부터 혜택이 제공됩니다. 적극적인 참여로 상담과 교육을 받는다면 당뇨병 관리에 큰 도움을 받을 것입니다. 현재 진료 받고 있는 병원에서 1형 당뇨병 재택 시범사업을 운영한다면 가급적 참여해 보시기 바랍니다.

- **교육상담료 1**

  심층적인 진료 및 교육을 연간 6회 이내로 받을 수 있습니다. 단, 19세 미만은 연간 8회입니다. 진료시간은 최소 10분의 충분한 시간이 배정됩니다.

- **교육상담료 2**

  1회 30분 이상 교육을 연간 8회 교육받을 수 있습니다. 단, 19세 미만은 인슐린자동주입기 교육은 첫해는 연간 12회, 다음 년도부터는 10회입니다. 1회 교육비는 26,440원의 10 %인 2,644원이 본인 부담입니다.

- **환자관리료**

  전화 등 양방향 의사소통 수단을 활용하여 월 2회 제공받을 수 있으며 비용은 국가에서 지불하고, 본인 부담은 없습니다.

혈당에 영향을 주는 요인들

혈당에 영향을 미치는 요인은 매우 다양합니다. 다음은 여러 가지 요인이 혈당에 어떻게 영향을 주는지 화살표로 표시하였고, 이에 대한 설명입니다. 개인에 따라 차이가 있을 수 있으므로 연속혈당측정기로 어떻게 혈당에 미치는지 확인하여 보시기 바랍니다.

🍴 식품

혈당에 영향	혈당의 영향 요인과 그에 따른 주의점
⬆⬆	**탄수화물 총량** 탄수화물은 3대 영양소 중 혈당에 가장 많은 영향을 미칩니다. 특히, 당지수가 높은 탄수화물은 혈당을 더욱 빠르게 상승시키는 경향이 있습니다.
➡⬆	**탄수화물 유형** 섬유소는 탄수화물이지만 혈당에 영향을 주지 않습니다. 탄수화물 총량은 같다면 섬유소가 포함된 함량 만큼 혈당을 덜 올리고 천천히 올립니다. 단순당이 많이 함유된 식품, 소화흡수가 빠른 형태의 가루나 액체로 된 식품은 혈당을 급격하게 올립니다.

혈당에 영향을 주는 요인들

🍽 식품

혈당에 영향	혈당의 영향 요인과 그에 따른 주의점
➡⬆	**단백질** 단백질은 혈당을 90분 이후부터 천천히 올리지만 과식할 경우에는 초속효성 인슐린을 식후 2시간 후에 추가로 주사해야 할 수 있습니다. 단백질을 40 g 이상 먹을 계획이라면 탄수화물 계수를 두 배로 올려 필요한 주사량을 계산할 수 있습니다. 예를 들어 탄수화물 계수가 15인 사람이 단백질 45g이 함유된 스테이크를 먹을 경우에는 탄수화물 계수를 30으로 계산하여 추가 주사합니다. 예: 총 단백질 섭취량(45 g) ÷ 탄수화물 계수(30) = 1.5단위
➡⬆	**지방** 지방을 과다 섭취하면 90분 이후로 혈당이 올라 10시간까지 지속될 수 있습니다. 고지방(40 g 이상)이 포함된 탄수화물을 섭취하는 경우 식전에 탄수화물에 필요한 초속효성 인슐린을 투여하고, 식후 1~3시간에 30~35 % 인슐린을 추가로 투여할 수 있습니다. 지방과 단백질은 개개인마다 혈당에 미치는 영향이 달라서 연속혈당측정기로 추세화살표 모니터링이 필요합니다.

* 참고문헌 : Bell KJ, Smart CE, Steil GM, Brand-Miller JC, King B, Wolpert HA. Impact of fat, protein, and glycemic index on postprandial glucose control in type 1 diabetes: implications for intensive diabetes management in the continuous glucose monitoring era. Diabetes Care. 2015;38(6):1008-1015.

혈당에 영향을 주는 요인들

🍴 식품

혈당에 영향	혈당의 영향 요인과 그에 따른 주의점
➡️⬆️	**카페인** 카페인이 인슐린 저항성을 증가시키고, 아드레날린의 분비를 자극합니다. 특히, 인슐린 저항성이 큰 아침 또는 수면이 부족한 상태에서 커피를 많이 마시면 혈당 상승을 볼 수 있습니다.
⬇️⬆️	**술** 간은 혈당 수치를 유지하기 위해 포도당을 방출합니다. 그러나 술을 섭취하면 간에서 포도당 생성을 억제하여 혈중에 포도당을 방출하기 어렵습니다. 따라서 빈속에 술을 마시면 혈당 수치가 떨어질 수 있습니다. 그러나 탄수화물이 많이 함유된 술은 혈당을 높일 수 있어 주의해야 합니다. 술을 마실 때는 반드시 식후에 주 1~2회, 회당 1~2잔 이내로 마시도록 하고, 연속혈당측정기를 자주 확인합니다. 저녁에 술을 마신경우에는 저혈당 경보음을 100 mg/dL 정도로 높게 설정하여 야간 저혈당에 대처합니다.
⬆️	**탈수** 탈수증은 음식을 섭취하지 않아도 혈당 수치를 증가시키는 것으로 보고되었습니다. 충분한 수분을 섭취하여 탈수를 예방합니다.

혈당에 영향을 주는 요인들

혈당에 영향	혈당의 영향 요인과 그에 따른 주의점
⬇⬆	**식사 시간** 식사 시간이 지연되면 저혈당의 우려가 있습니다. 늦은 시간에 고단백, 고지방 저녁 식사를 하면 밤 동안 혈당이 180 mg/dL 이상 높은 상태로 방치될 수 있습니다. 반면 저녁 식사를 좀더 일찍하고 알맞게 섭취하면 밤 동안 혈당을 140 mg/dL 미만으로 유지할 수 있습니다. 식사 시간이 지연되면 동량의 탄수화물을 섭취하여도 흡수가 빨라집니다.

운동

혈당에 영향	혈당의 영향 요인과 그에 따른 주의점
⬇⬆	**고강도, 중등도 운동** 운동을 하면 일반적으로 혈당이 떨어집니다. 특히, 초속효성 인슐린 주사 후 고강도 운동은 혈당을 매우 빠르게 떨어뜨릴 수 있습니다(분당 2~3 mg/dL). 고강도의 운동은 운동 후 1~3일까지도 혈당이 떨어지는 것으로 보고되었습니다. 하지만, 단거리 달리기나 역도와 같은 고강도 운동은 때때로 운동 직후에 혈당을 올릴 수 있습니다. 이는 아드레날린 반응에서 비롯됩니다. 아드레날린은 몸에 저장된 포도당을 방출하는데, 아침에 공복 상태에서 운동을 할 때도 이런 일이 발생합니다. 운동이 혈당에 어떤 영향을 미치는지 확인하는 가장 좋은 방법은 연속혈당측정기를 통해 운동 전, 중, 후에 혈당 수치를 확인하는 것이 가장 확실합니다.

혈당에 영향을 주는 요인들

🏃 운동

혈당에 영향	혈당의 영향 요인과 그에 따른 주의점
➡⬇	**경한 강도의 운동** 가벼운 활동은 혈당을 낮추는 효과가 있습니다. 걷기는 혈당을 분당 약 1 mg/dL 낮춥니다. 경우에 따라서는 약 2 mg/dL 정도 낮출 수 있습니다. 따라서 식후 혈당이 높거나 추세 화살표가 올라갈 때 20분 정도 걷기를 하면 혈당을 약 20 mg/dL을 낮출 수 있습니다. 운동에 따른 혈당 변화를 연속혈당측정기를 통해 살펴보도록 합니다.
➡⬇	**훈련 수준** 운동을 새롭게 시작하는 경우는 동일한 운동을 하여도 혈당이 급격하게 떨어집니다. 반면에 운동을 꾸준히 하는 경우에는 시간이 지남에 따라 혈당이 떨어지는 정도가 더 적어질 수 있습니다.
⬇	**하루 중 운동하는 시간** 같은 운동을 하여도 인슐린저항성이 큰 아침에는 혈당이 적게 떨어질 수 있습니다. 운동은 가능하면 식후 1시간에 운동하도록 합니다.

혈당에 영향을 주는 요인들

🟥 약물

혈당에 영향	혈당의 영향 요인과 그에 따른 주의점
➡️⬇️	**약물 용량** 경구혈당강하제, 인슐린은 혈당조절에 도움이 됩니다. 그러나 약 또는 인슐린의 용량이 많으면 혈당을 떨어뜨려 저혈당 위험도 있습니다.
⬇️⬆️	**인슐린 주사 시간** 초속효성 인슐린은 식사 직전~15분 전에 주사합니다. 그러나 인슐린 주사 후 식사를 너무 늦게 하면 저혈당 우려가 있습니다. 반면에 주사하는 것을 잊었다가 늦게 주사하면 식후에 혈당이 높아질 수 있습니다. 인슐린 주사 시간을 정확하게 지키도록 합니다.
⬆️⬆️	**스테로이드** 프레드니손과 같은 스테로이드 제제는 혈당 수치를 올립니다. 그러나 중단하면 빠르게 혈당이 평소와 같이 돌아옵니다.
⬆️	**나이아신(비타민 B3)** 나이아신은 혈중 지질 수치를 개선하기 위해 처방되는 약제로 혈당 수치는 다소 높아질 수 있습니다.

혈당에 영향을 주는 요인들

🩸 생물학적인 요인

혈당에 영향	혈당의 영향 요인과 그에 따른 주의점
⬇	**최근에 저혈당** 지난 12시간 동안 저혈당을 경험했다면, 다시 저혈당을 경험할 가능성이 더 높습니다. 특히, 저혈당 증상을 인지하기가 더 어려워지고, 몸이 이를 대처하는데 더 어려움을 겪게 됩니다.
➡⬆	**잠자는 동안의 고혈당** 잠자는 동안의 혈당조절은 다음 날 혈당조절에 영향을 미칩니다. 만약 잠자는 동안 고혈당(특히 180mg/dL 이상) 상태로 보낸다면, 다음날 내내 목표 범위 내 혈당을 유지하기 어렵습니다.
⬆	**알레르기** 알레르기가 있으면 혈당을 많이 올릴 수 있습니다.
⬆	**흡연** 흡연이 인슐린 저항성을 증가시켜 혈당을 올릴 수 있습니다.

연속혈당측정기 당뇨수첩

연속혈당측정기 당뇨수첩

혈당 (mg/dL)											
300											
250											
200											
150											
100											
70											
50											
30											
추세 화살표											
혈당 수치											
시간	4 AM	6 AM	8 AM	10 AM	12 PM	2 PM	4 PM	6 PM	8 PM	10 PM	12 AM	2 AM
장시간형 인슐린											
초속효성 인슐린											
교정 인슐린											
추세 인슐린											

아침			점심			저녁		
시간	식사/탄수화물 (g)	탄수화물	시간	식사/탄수화물 (g)	탄수화물	시간	식사/탄수화물 (g)	탄수화물
		합계			합계			합계
		합계			합계			합계

연속혈당측정기 당뇨수첩

연속혈당측정기 당뇨수첩

혈당(mg/dL)	4 AM	6 AM	8 AM	10 AM	12 PM	2 PM	4 PM	6 PM	8 PM	10 PM	12 AM	2 AM
300												
250												
200												
150												
100												
70												
50												
30												
추세 화살표												
혈당 수치												
시간	4 AM	6 AM	8 AM	10 AM	12 PM	2 PM	4 PM	6 PM	8 PM	10 PM	12 AM	2 AM
장시간형 인슐린												
초속효성 인슐린												
교정 인슐린												
추세 인슐린												

아침			점심			저녁		
시간	식사/탄수화물 (g)	탄수화물	시간	식사/탄수화물 (g)	탄수화물	시간	식사/탄수화물 (g)	탄수화물
		합계			합계			합계
		합계			합계			합계

연속혈당측정기 보고서 권장 목표 수치

연속혈당측정기 보고서 권장 목표 수치

* 사용기간: 202 년 월 일 ~ 월 일

목표 범위	목표 수치	나의 상태	나의 목표
사용 일 수	14일		
활성화 비율	70 % 이상		
평균 혈당	154 mg/dL		
변동 계수	36 % 이하		
혈당관리지표(GMI)	7 % 미만		
2단계 고혈당: 250 mg/dL이상	5 % 미만 (1시간 12분 미만/일)		
1단계 고혈당: 180 mg/dL이상	25 %미만 (6시간 미만/일)		
70 - 180 mg/dL (목표 범위)	70 %이상 (16시간 48분/일)		
1단계 저혈당: 70 mg/dL미만	4 %미만 (1시간 미만/일)		
2단계 저혈당: 54 mg/dL미만	1 % 미만 (15분 미만/일)		